TERAPIAS NATURALES

Erika Dillman

La soja, un tesoro nutritivo

Sus numerosos beneficios para la salud

ONIRO

Título original: *The Little Soy Book*
Publicado en inglés por Warner Books, Inc., New York, New York, USA

Traducción de Miguel Portillo

Diseño de cubierta: Valerio Viano

Distribución exclusiva:
Ediciones Paidós Ibérica, S.A.
Mariano Cubí 92 – 08021 Barcelona – España
Editorial Paidós, S.A.I.C.F.
Defensa 599 – 1065 Buenos Aires – Argentina
Editorial Paidós Mexicana, S.A.
Rubén Darío 118, col. Moderna – 03510 México D.F. – México

ISBN: 84-9754-073-5
Depósito legal: B-25.366-2003

Impreso en Hurope, S.L.
Lima, 3 bis – 08030 Barcelona

Impreso en España – *Printed in Spain*

Índice

Agradecimientos

Quisiera dar las gracias a las siguientes personas por su contribución a *La soja, un tesoro nutritivo*:

A mi agente, Anne Depue, y a mis editoras, Diana Baroni y Molly Chehak, por su ayuda y paciencia durante la redacción de este libro.

A todos los médicos, profesores, investigadores y expertos en la soja con los que hablé durante mis investigaciones, por compartir su tiempo y conocimientos conmigo: Mark Messina; Tom Clarkson, veterinario, profesor de Medicina Comparada, Escuela de Medicina de la Universidad de Wake Forest; Margo Woods, profesora adjunta, Departamento de Medicina Familiar y de Salud Comunitaria de la Escuela de Medicina de la Universidad de Tufts; Brad Cortright, licenciado en Ciencias, investigador agrícola, Laboratorio Nacional de la Soja, Universidad de Illinois; Maurice Bennink, profesor de Nutrición, Universidad Estatal de Michigan; Tammy J. Stephenson, Departamento de Ciencias Nutricionales, Centro Médico Beth Israel Deaconess, y profesora de Cirugía, Centro Médico de Harvard; Mindy Kurzer, profesora adjunta, Universidad de Minnesota; Omer Kucuk, profesor de Medicina, Instituto del Cáncer Karmanos, Universidad Estatal de Wayne; Paula Boggs, Sociedad Norteamericana de la Menopausia; Georgina W. Sikorski, Protein Technologies International; Departamento de Salud de Alabama, y el personal de la Junta de la Soja de Indiana, Junta de la Soja de Ohio, y la Junta de la United Soy. Y muy especialmente a Stephen Barnes, profesor de Farmacología y Toxicología, y a Helen Kim, profesora asociada del Departamento de Farmacología y Toxicología, ambos de la Universidad de Alabama-Birmingham.

A Gail Simon, que creó todas las maravillosa recetas que aparecen en este libro, y a Tiana Colvolos, de los Servicios de Nutrición del Noroeste, en la costa del Pacífico, por toda la información que me suministró acerca de la soja.

A Terence Pagard, por revisar las pruebas, y a Caitlin Dundon, por ayudarme cuando mi ordenador se negó a seguir cooperando.

A Leah Ankeny y a Laurie Bohm, por probar las recetas a base de soja.

A Patti McCall, Cindy Mitchell, Elena Larkin, y al resto del personal de Queen Anne Avenue Books; a los miembros de mi grupo de escritura, Ted Johnson, Suzan Huney, Jill Irwin, y Norman Glassman; y a mis amigos y familia, por su apoyo y sus ánimos.

Introducción

Al crecer en el campo, en el estado norteamericano de Illinois estuve literalmente rodeada de las habas de soja y del maíz que crecía en los campos cerca de mi casa. Por entonces creía que las habas de soja sólo constituían un alimento para las vacas y los cerdos, así que cuando a los ocho años de edad me sirvieron una hamburguesa de soja en la escuela, la miré con cierta sospecha, probé un bocadito, y luego la dejé que resbalase de mi bandeja de plástico al cubo de la basura. No era gruesa y jugosa como las hamburguesas que hacía mi madre, ni tampoco sabía como una de las de McDonald's. A partir de entonces, me traje sándwiches de mantequilla de cacahuete para hacer frente a los días de las hamburguesas de soja.

Mi siguiente encuentro con la soja tuvo lugar cuando tenía catorce años y trabajaba para una empresa agrícola, descopando maíz. La mayoría de los días trabajaba en los maizales de las seis de la mañana hasta última hora de la tarde. Algunos días nos tocaban las habas de soja, lo que significaba caminar arriba y abajo por hileras de plantas de soja con una pala, matando todas las malas hierbas o tallos de maíz que encontrábamos. Yo siempre prefería la tarea de caminar por las hileras de plantas de soja porque era una tarea más fácil que intentar descopar kilómetros de hileras de maíz que medían medio metro más que yo. A mi editora, que ha vivido en Nueva York toda su vida, le parece muy gracioso que me pasase las vacaciones estivales de este modo y que continuase haciéndolo siete veranos seguidos. A mí lo que me parece es un prodigio.

Finalmente, en el colegio universitario, descubrí el tofu, cuando algunos amigos lo añadieron a un salteado de verduras durante una cena. La verdad es que no supe qué era ni qué hacer con él, pero me gustó su textura y cómo se había empapado de todos los aromas del ajo, las verduras y la salsa con los que se había cocinado. A partir de esa cena, el tofu se ha convertido para mí en una importante fuente de proteínas que forma parte de mi dieta vegetariana.

Más tarde también incorporé a mis comidas otros muchos alimentos a base de soja, como las nueces de soja asadas, el tempeh, las salchichas de soja, barras energéticas con base de soja, y la sopa de miso. He de admitir que me sorprendió que me gustasen tanto. La primera vez que comí una salchicha de soja para desayunar me pasmó que tuviera el mismo gusto, textura y sabor que las salchichas de cerdo que comía de pequeña. Tuve que comprobar la lista de ingredientes del paquete para asegurarme de que no estaba comiendo cerdo.

Este libro está destinado a personas que pueden estar mal informadas acerca de los alimentos de soja, como era mi caso, o a aquellas que sienten curiosidad por los beneficios de la soja para la salud. Comer soja me ha ayudado a dar más variedad a mi dieta, a la vez que me proporciona la proteína que necesito. Espero que disfruten tanto como yo aprendiendo cosas acerca de los diversos tipos de alimentos de soja.

Disfruten.

ERIKA DILLMAN

1

Ha sonado la hora de la soja

A la modesta haba de soja le ha llegado la hora del estrellato. Hoy en día no se puede hojear una revista o periódico sin que aparezca un artículo sobre la soja. Las hamburguesas vegetarianas que contienen soja se venden como rosquillas. El tofu, a base de habas de soja, puede hallarse en muchos supermercados y tiendas. Y en la cadena de cafeterías Starbucks se pueden degustar cafés con leche de soja.

¿A qué viene tanto jaleo? La gente ha empezado a darse cuenta de algo que los asiáticos saben desde hace miles de años: que la soja contiene mucha riqueza nutritiva. Rica en proteínas y baja en grasas, es un alimento barato, con mucha fibra y sin colesterol. La soja también contiene unos compuestos químicos llamados isoflavonas que los investigadores consideran que tienen un gran potencial para combatir muchas enfermedades crónicas. Y sobre todo, está demostrado que la soja ayuda a combatir las enfermedades cardíacas al reducir el colesterol, una afirmación aceptada por el Ministerio de Sanidad y Consumo estadounidense (FDA).

Para quienes intentan reducir su ingesta de grasas y colesterol, y para los vegetarianos en busca de una fuente de proteínas de gran calidad, la soja es un alimento ideal, fácil de cocinar y disponible en una gran variedad de estilos y productos.

En *La soja, un tesoro nutritivo* aprenderá acerca de las cualidades nutritivas de la soja y de sus beneficios para la salud, sobre el papel de las isoflavonas en la lucha contra las enfermedades, las variedades de alimentos de soja y cómo añadirlos a su propia dieta, y finalmente, cómo cocinar con soja. En el capítulo final aparecen treinta recetas.

Pero primero, una breve introducción a tan humilde haba.

¿Qué es un haba de soja?

Las habas de soja son pequeñas legumbres, verdes, de forma ovalada, que crecen en vainas, como los guisantes, en una planta de soja. Las habas se cosechan unos cuatro meses después de ser plantadas, cuando se han tornado duras, secas y amarillentas. También existen variedades marrones y negras de habas de soja.

Usos de la soja

A la soja se la ha llamado «el haba maravillosa» y «la cosecha milagrosa», y no es ninguna sorpresa, ya que puede utilizarse hasta el trocito más pequeño de ella. Las habas de soja integrales pueden fermentarse, cuajarse, y prensarse para confeccionar alimentos de soja tradicionales como la salsa de soja, el tofu o la leche de soja. También se puede procesar a fin de obtener una amplia variedad de alimentos y productos agropecuarios. Primero se quitan los cascajos (la cáscara externa de las habas) y se procesan para convertirlos en pienso para los animales y en fibras aditivas para productos alimenticios como el pan y los cereales empaquetados. Una vez que se han quitado los cascajos, se convierten las habas en copos, de los que se extrae aceite. Estos copos también pasan a convertirse en alimento del ganado, o bien sufren otro proceso para convertirlos en diversos productos proteicos como harina, leche de soja, sopas, y otros alimentos. El aceite de soja se refina y se utiliza tanto en productos alimenticios como industriales.

Éstos son algunos de los productos que contienen soja:

Agricultura/industria: piensos para el ganado, alimentos para mascotas, pesticidas/fungicidas, limpiadores, pintura, tinta, plásticos, adhesivos, agentes controladores del polvo, fuel biodiésel, desinfectantes, pegamentos, poliésteres, textiles, lápices, cosméticos, velas, acondicionadores del cabello y otros productos de peluquería.

Alimentación: aceite para cocinar, margarina, mayonesa, leche de soja, sustitutos cárnicos, alimentos y preparados para lactantes, harina, helados, nueces de soja asadas, cereales, tofu, miso, tempeh.

Estados Unidos produce la mitad de la soja mundial, y la exportación de soja y de productos de soja norteamericana generó más de 7.000 millones de dólares en 1998.

Historia de la soja

Los chinos cultivaron habas de soja por primera vez a partir de plantas silvestres hace unos cinco mil años. Según antiguos textos, las habas de soja se utilizaban como alimento y como medicina, y era una de las cinco cosechas denominadas «sagradas». Con el tiempo, las habas de soja también empezaron a crecer en el sudeste asiático, en Corea y Japón. En la actualidad la soja sigue siendo un alimento básico en muchos países de Asia. El japonés medio consume más de 22 kg de tofu al año, y hasta hace poco, en China, la leche de soja era más popular que la Coca-Cola.

La soja fue introducida en Europa y América a principios del siglo XIX. Las habas de soja fueron probablemente llevadas a Europa por comerciantes, que las trajeron de China. A América llegaron en esa misma época en barriles que los barcos dedicados al comercio utilizaban como lastre. La mayoría de las habas se tiraban cuando los barcos llegaban, pero unos cuantos granjeros empezaron a experimentar con las semillas. Benjamin Franklin fue uno de los primeros entusiastas norteamericanos de la soja, y envió semillas de habas de soja a Estados Unidos desde Francia tras conocer la existencia del tofu chino.

A finales del siglo XIX, los granjeros estadounidenses cultivaban habas de soja para alimentar al ganado, y en 1904, George Washington Carver descubrió que las habas de soja eran una gran fuente de proteína y aceite.

A principios del siglo XX, los científicos norteamericanos empezaron a estudiar miles de variedades de soja procedentes de China. En esa época, Estados Unidos importaba el 40 % de sus grasas y aceites comestibles, pero cuando los campos de soja chinos quedaron destruidos durante la segunda guerra mundial,

Estados Unidos aumentó considerablemente su producción de habas de soja.

Henry Ford, el famoso fabricante de automóviles, que era vegetariano, fue un pionero en la investigación y promoción de la soja. En la década de 1930, él y sus científicos, experimentaron con la confección de alimentos a partir de la soja, incluyendo alternativas a la carne, la leche, los helados y la mantequilla. Vestía ropa de soja (trajes tejidos a partir de una mezcla de lana y fibras de soja), e incluso construyó un coche en soja plástica. En las décadas de 1960 y 1970, los científicos de Ford colaboraron con fabricantes de alimentos para añadir soja a los productos alimenticios.

En la actualidad, Estados Unidos es el mayor productor y exportador de habas de soja del mundo, que cultiva en más de treinta estados, siendo Iowa, Illinois, Minnesota, Indiana, Ohio, Missouri, y Nebraska, los principales. En 1998, los granjeros que cultivan habas de soja en Estados Unidos, produjeron una cosecha récord de 2.757 millardos de fanegas de habas de soja.

PRODUCCIÓN MUNDIAL DE HABAS DE SOJA, 1998

48 %	Estados Unidos
20 %	Brasil
12 %	Argentina
9 %	China
3 %	India
2 %	Paraguay
1 %	Europa
5 %	Otros

(Fuente: *Soy Stats 1999*)

Alimentos de soja

Probablemente ya habrá consumido soja antes, y oído hablar del tofu y la leche de soja, pero puede que todavía no sepa que la soja aparece en el mercado en muchas y distintas formas... O que lo más probable es que haya consumido soja en muchas ocasiones sin ni siquiera saberlo. Muy utilizada en la industria alimentaria, la soja y los productos de soja son ingredientes comunes en las comidas envasadas o empaquetadas, como las barras energéticas, las sopas de sobre, los cereales y los preparados para lactantes. La mayoría del aceite vegetal que acompaña a las conservas es 100 % aceite de habas de soja.

La soja, en su forma de PTS (proteína texturizada de soja, también llamada proteína texturizada vegetal, PTV), se ha utilizado desde hace años como aditivo y para añadir textura. La soja, baja en grasas y con mucha proteína, también se utiliza en la fabricación de margarina de pocas calorías, barras energéticas, y polvo proteínico utilizado en los batidos de yogur espeso, que contienen ingredientes como fruta, agua, leche de soja o yogur, y suplementos alimenticios.

Este libro le ayudará a enterarse de los muchos tipos de alimentos de soja existentes y de cómo añadirlos a su dieta, el por qué la soja se está convirtiendo en un alimento tan popular, y cómo obtener importantes beneficios para la salud alimentándose con soja.

2

¿Por qué comer soja?

Olvídese de la soja que pudo conocer en la década de 1970; la nueva soja es deliciosa, versátil, y divertida de comer. La tecnología del procesado de la soja ha mejorado enormemente en los últimos treinta años, dando como resultado la preparación de estupendos alimentos de buenísimo sabor a base de soja, y con la popularidad creciente de la cocina asiática, los fabricantes de alimentos están introduciendo sabores en varios alimentos tradicionales a base de soja, como el tofu y el tempeh, para hacerlos más atractivos al paladar occidental. Desde los pedazos de tofu ahumado al tempeh con sabor a barbacoa, o el yogur de frambuesa de soja, ahora hallará disponible una amplia variedad de productos a base de soja.

Alimentarse con soja es un medio excelente de añadir variedad a la dieta y de obtener grandes e importantes beneficios para la salud, como puede ser reducir la ingesta de grasas y colesterol. La soja, una rica fuente de nutrientes, vitaminas, minerales, y proteínas de alta calidad, es el complemento perfecto de una dieta baja en calorías y un valioso sustituto de alimentos más grasos, como la carne o los lácteos. La soja puede ayudar a los millones de personas que intentan rebajar las grasas en su dieta.

La soja pega fuerte

En términos de nutrición, la soja cuenta con un currículum impresionante. Además de las proteínas de alta calidad que proporciona, la soja es baja en calorías y colesterol. También es una fuente estupenda de nutrientes esenciales como calcio, hierro, cinc, vitamina B_6, tiamina, riboflavina, niacina, ácido fólico, fósforo, potasio y fibra. La soja contiene ácidos grasos omega-3, parecidos a los beneficiosos ácidos grasos que pueden hallarse en el pescado, y ácido linoleico, otra grasa esencial. Estos dos tipos de ácidos grasos también han demostrado ser muy beneficiosos para la salud del corazón.

CONTENIDO DE LA SOJA

38 % de proteína
18 % de aceite
15 % de hidratos de carbono solubles
15 % de hidratos de carbono insolubles (fibra)
14 % de agua, ceniza y otros

(Fuente: United Soybean Board)

Contenido nutritivo de los alimentos de soja

En la tabla siguiente aparecen algunos de los principales alimentos de soja y sus valores nutricionales. Las cifras se han redondeado a la cifra redonda más cercana. En cuanto a las abreviaturas de porciones, T significa «taza» y C significa «cucharada».

Como puede comprobarse, no todos los alimentos de soja son iguales. Los diversos procesos utilizados en su confección tienen como resultado productos con perfiles nutricionales variados, y valores que pueden cambiar dependiendo de las marcas comerciales. Por ejemplo, el tofu es una estupenda fuente de calcio y muy bajo en sodio. Las salsas de soja, por otra parte, no proporcionan mucho calcio, y en cambio su contenido en sodio es alto. También se dará cuenta de que en general la soja tiene muy poco contenido graso. Incluso los productos con mayor contenido graso, como las habas tostadas y la harina de soja, contienen más grasas poliinsaturadas que saturadas.

Alimento de soja	Tamaño de la porción	Calorías (kcal)	Proteínas (g)	Grasas (g)	Hidratos de carbono (g)	Fibra (g)	Calcio (mg)	Hierro (mg)	Cinc (mg)	Sodio (mg)
Miso	½ T	206	12	6	28	3	66	3	3	3.647
Tofu, crudo, firme	½ T	145	16	9	4	0	205	10	2	14
Tofu, crudo, normal	½ T	76	8	5	2	0	105	5	1	7
Habas de soja, cocidas, hervidas	½ T	173	17	9	10	2	102	5	1	1
Habas de soja, tostadas y secas	½ T	450	40	22	33	5	270	4	5	2
Habas de soja, crudas	½ T	416	37	20	30	5	277	16	5	2
Habas de soja, tostadas	½ T	474	35	25	34	5	138	4	3	163
Leche de soja	½ T	33	3	2	2	1	4	1	0	12
Tempeh	½ T	199	19	8	17	3	93	2	2	6
Harina de soja, sin grasas, revuelta	½ T	329	47	1	38	4	241	9	2	20
Harina de soja, con grasas, cruda, revuelta	½ T	436	35	21	35	5	206	6	4	13
Harina de soja, con grasas, tostada, revuelta	½ T	441	35	22	34	2	188	6	4	12
Harina de soja, baja en grasas, revuelta	½ T	326	47	7	38	4	188	6	1	18
Proteína de soja aislada	30 g	338	81	3	7	0	178	15	4	1.005
Salsa de soja, de soja y trigo (shoyu)	1 C	53	5	0	9	0	17	2	0	5.715
Salsa de soja, sólo de soja (tamari)	1 C	60	11	0	6	0	20	2	0	5.586
Salsa de soja a partir de PVH (proteína vegetal hidrolizada)	1 C	41	2	0	8	0	5	1	0	5.690
Natto	½ T	212	18	11	14	2	217	9	3	7
Okara	½ T	77	3	2	13	4	80	1	N/d	9

(Fuente: *1999 U.S. Soyfoods Directory*)

La proteína perfecta

Tanto si lo que desea es reducir su ingesta de grasas saturadas y colesterol o si bien es vegetariano y busca una fuente de proteína de alta calidad, la soja puede ayudarle.

Cuando se consume proteína, ésta se rompe en el interior del cuerpo, convirtiéndose en aminoácidos, que se reconvierten en las proteínas que el cuerpo necesita. A diferencia de otros alimentos vegetales, la soja contiene los nueve aminoácidos esenciales, lo cual la convierte en una porteína de alta calidad, virtualmente a la par con la proteína de origen animal. El cuerpo produce de manera natural once de los veintiún aminoácidos: el resto proviene de la alimentación. Si las comidas también contienen las cantidades recomendadas de frutas, verduras, y cereales, las necesidades de proteínas y otros nutrientes se verán fácilmente colmadas añadiendo soja a la dieta.

La soja no sólo proporciona proteínas de muy alta calidad, sino que digestivamente es comparable a la proteína de origen animal. Los alimentos a base de soja que han sido cocinados, calentados, o fermentados, como el tofu y el tempeh, son los más digeribles.

Lo que convierte la soja en una fuente ideal de proteínas es que, al contrario que la carne o el queso, carece de colesterol y es baja en calorías. Como puede comprobarse al repasar la tabla de la página 19, sólo media taza de tofu proporciona 16 g de proteína, y media taza de nueces tostadas de soja proporciona 40 g de proteína. Comparada con la ternera, el cerdo o el queso, la soja proporciona suficientes proteínas sin las grasas saturadas o el colesterol de los productos animales. Por ejemplo, una porción de 100 g de hamburguesa proporciona 24 g de proteína, pero también 7,5 g de grasas saturadas y 84 mg de colesterol. Una hamburguesa vegetariana a base de soja proporciona 20 g de proteína, con sólo 1 g de grasas saturadas y nada de colesterol. De hecho, es fácil sustituir algunas carnes con alternativas a base de carne de soja para reducir la ingesta de grasas, colesterol y calorías. Además de los productos más conocidos, en los comercios especializados existen otras muchas alternativas a la carne, como las empanadas vegetales, el seitán, los «embutidos» de soja...

Ta-tou es el término chino para designar el haba de soja, y significa «la mayor de las habas».

Reducir las grasas

Cuando se intenta reducir la ingesta de grasas, es importante comprender los diversos tipos de grasas existentes, que vienen definidas por su saturación o solidez. Cuanto más elevada la saturación, más perjudicial es para el cuerpo. Las grasas saturadas, que se encuentran en las proteínas de origen animal como la carne y el queso, permanecen sólidas a temperatura ambiente. También propician la producción de colesterol en el cuerpo y obstruyen las arterias, aumentando el riesgo de enfermedades coronarias. Las grasas poliinsaturadas, que se encuentran en los aceites de girasol, cártamo, y soja, son más sanas que las saturadas. Por desgracia, cuando las grasas poliinsaturadas se alteran químicamente para obtener otros productos, como la margarina, acaban siendo tan perjudiciales como las saturadas. Las grasas monoinsaturadas son las más sanas porque no aumentan los niveles de colesterol. Entre las fuentes de grasas monoinsaturadas están las aceitunas, los aguacates, y algunos frutos secos.

Consumir soja en lugar de alimentos ricos en grasas es uno de los medios de bajar la ingesta total de grasas y colesterol. La tabla de la página siguiente muestra cuántas calorías, gramos de grasas y miligramos de colesterol se evitan al sustituir por alimentos a base de soja algunos de los productos cárnicos y lácteos más comunes.

Alimentos	**Sustituto de soja**	**Tamaño de la porción**	**Gramos de grasas ahorrados**	**Miligramos de colesterol ahorrados**	**Calorías ahorradas**
Carne picada (85 % magra)	½ taza de proteína texturizada vegetal, rehidratada (normal o con gusto a ternera)	Porción de 90 g, guisada	14	71	99
Pechuga de pollo (limpia y troceada)	½ taza de proteína texturizada vegetal, rehidratada (sabor a pollo)	Porción de 90 g, guisada	3	77	58
Huevos (como agente de fermentación al hornear)	¼ de taza de tofu sedoso, hecho puré	El equivalente a 1 huevo	4,5	213	53
Queso cheddar	Queso cheddar con base de soja	30 g	4	30	36
Queso ricotta (semidesnatado)	Tofu del firme, hecho puré	1 cucharada	0	5	0
Leche entera	Leche de soja normal o leche de soja normal a base de leche de soja en polvo	240 g	4	33	70
Leche con el 2 % de grasa	Leche de soja desnatada o leche de soja desnatada a base de leche de soja en polvo	240 g	3	18	20
Nata agria	Nata agria de tofu	1 cucharada	2,5	5	19

(Fuente: *1999 U.S. Soyfoods Directory*)

¿CUÁNTA PROTEÍNA ES NECESARIA?

Para determinar sus necesidades proteínicas diarias, multiplique su peso por 0,8.

Peso en kilos × 0,8 = gramos al día

Ejemplo: una mujer de 59 kg de peso necesita 47 g de proteína al día.

La soja y la salud

Según se va sabiendo más acerca del papel que la dieta desempeña en la salud y la enfermedad, las asociaciones médicas han empezado a recomendar dietas bajas en grasas saturadas y colesterol.

A los norteamericanos, por ejemplo, les encanta la carne, el queso y los huevos. También creen, equivocadamente, que necesitan preocuparse en obtener proteínas suficientes en sus dietas. De hecho, los norteamericanos consumen muchas proteínas, pero a menudo, la mayor parte proviene de productos animales, con un tanto por ciento muy elevado de grasas y colesterol.

Si se compara la típica dieta occidental con la asiática, que consiste en verduras, cereales, y alimentos a base de soja, veremos por qué las poblaciones de países en las que la dieta asiática impera cuentan con tasas inferiores de enfermedades cardíacas y de algunos tipos de cáncer.

Médicos, investigadores, organizaciones de salud, e incluso agencias gubernamentales están de acuerdo en que hay que revisar la antigua pirámide alimentaria, y a lo largo de la última década han tenido lugar algunos cambios. Uno de los más significativos es la recomendación de aumentar el consumo de frutas y verduras, pasando de algunas porciones diarias, a nueve o diez.

El Instituto Norteamericano para la Investigación del Cáncer va más allá, y recomienda cambios en las directrices dietéticas oficiales estadounidenses. Recomiendan dietas que:

- Cuentan con alimentos vegetales como plato fuerte de cada comida.
- Contienen alimentos variados (y que han sido mínimamente procesados).
- Están basadas en alimentos integrales (y no utilizan suplementos alimenticios para la prevención de enfermedades).
- No contienen cantidades excesivas de azúcares, sal y grasas añadidas.

Sustituir las proteínas de origen animal en la dieta con proteínas vegetales es una de las maneras de reducir la ingesta de grasas saturadas y colesterol, así como de calorías, y aumentar la de fibra.

La pirámide alimentaria

Basada en las directrices dietéticas desarrolladas por el Departamento de Agricultura de Estados Unidos, la «pirámide alimentaria» delimita los cinco principales grupos de alimentos que habría que consumir a diario a fin de colmar las necesidades alimentarias del cuerpo. La tabla que aparece a continuación describe las porciones diarias necesarias de cada grupo.

Sustituir alimentos de soja por alguno de los que aparecen en la pirámide es un medio de rebajar la ingesta de grasas y colesterol a la vez que uno se beneficia de importantes nutrientes. La harina de soja puede sustituir a parte de la harina en la repostería a fin de aumentar su contenido proteico, y las habas de soja pueden sustituir alimentos del grupo de las carnes (media taza de habas de soja cocidas equivalen a 80 g de carne, y una hamburguesa vegetal de 140 g equivale a una porción de carne). También existen alternativas de soja para el grupo de lácteos: una taza de yogur de soja equivale a una porción de lácteos. Finalmente, utilizar aceite de soja es una estupenda elección en el grupo de las grasas; es baja en grasas saturadas y alta en poliinsaturadas. Aunque es preferible utilizar las grasas con moderación, recuerde que son necesarias en la dieta y que no hay que eliminarlas por completo. Ayudan a transportar las vitaminas liposolubles a través del cuerpo.

Grupos de alimentos en pirámide	Porciones diarias recomendadas	Ejemplos de tamaños de porciones, incluyendo alimentos de soja
Pan, cereales, arroz y pasta	6-11 porciones	1 rebanada de pan; 30 g de cereales para desayunar; ½ T de pasta, arroz o cereal cocido; ½ T de sémola de soja
Fruta	2-4 porciones	½ naranja, manzana o plátano; ¾ de T de zumo de frutas; ½ T de fruta troceada o enlatada
Verduras	3-5 porciones	1 T de verduras de hoja crudas; ½ T de verduras cocidas (o crudas cortadas); ¾ de T de jugo de verduras
Carne, aves, pescado, legumbres, huevos y frutos secos	2-3 porciones	60-90 g de fiambre de carne magra, ave o pescado; ½ T de judías secas; 1 huevo; 2 C de mantequilla de cacahuete; 90 g de tofu; ½ T de habas de soja cocidas
Leche, yogur y queso	2-3 porciones	1 T de leche o yogur; 40 g de queso; 1 ½ T de leche o yogur de soja; 60 g de queso de soja.
Grasas, aceites y dulces	Con moderación	

(Fuentes: U.S. Department of Agriculture; Ohio Soybean Council)

Soja y colesterol

Como ya sabemos muchos de nosotros, una tasa elevada de colesterol aumenta los riesgos de padecer dolencias cardíacas. Los investigadores llevan más de treinta años estudiando los potenciales beneficios de la soja para la salud, sobre todo en el campo cardiovascular. En más de cincuenta estudios, la proteína de soja ha demostrado que hace descender el colesterol total y el colesterol LBD (el colesterol «malo») en personas con una tasa elevada. El LBD, que significa «lipoproteína de baja densidad», proporciona colesterol a los tejidos del cuerpo. Se le suele llamar colesterol «malo» porque puede acumularse en la corriente sanguínea, causando daños a las arterias y congestionándolas, un proceso conocido como aterosclerosis. Los niveles elevados de LBD están asociados con un alto riesgo de enfermedades cardíacas.

El LAD, lipoproteína de alta densidad (el colesterol «bueno»), proporciona colesterol al hígado, donde es descompuesto y eliminado del cuerpo. Se cree que el LAD desprende el colesterol de las paredes arteriales y previene las enfermedades cardíacas.

Aprobación ministerial

Basándose en los resultados de los estudios sobre el colesterol mencionados antes, el Ministerio de Sanidad y Consumo de EE.UU., (FDA, Food and Drug Administration) en 1999 falló que aprobaría una solicitud que declara que los productos que contienen proteína de soja son beneficiosos para la salud.

El fallo del ministerio permite que los fabricantes de alimentos impriman en las etiquetas de sus productos que consumir 25 g de proteína de soja al día, formando parte de una dieta baja en grasas saturadas y colesterol, puede reducir el riesgo de enfermedades cardíacas. Para poder acogerse a esta medida, los alimentos deben proporcionar 6,25 g de proteína por porción (aproximadamente una cuarta parte de la cantidad diaria recomendada) y no contener más de 1 g de grasas saturadas, 3 g de grasas totales, 20 mg de colesterol, y 480 mg de sodio.

Añadir soja a la dieta

Muchas personas se sienten poco dispuestas a probar los alimentos de soja porque creen que no les gustarán. Piensan que la soja es un alimento aburrido, de sabor insípido, aunque conozcan el importante perfil del que goza actualmente la soja como nutriente. Es normal resistirse a los cambios, sobre todo cuando se trata de comida, pero en el caso de la soja, vale la pena intentarlo.

La soja ha recorrido un largo camino desde los días en que en la escuela nos servían hamburguesas enriquecidas con soja allá por la década de 1970. La calidad, el sabor y la textura de los productos de la soja que se utiliza en los alimentos ha mejorado notablemente, y los alimentos integrales de soja están ahora más disponibles de cara a los consumidores, tanto en tiendas de alimentación natural, como en dietéticas, supermercados orientales e incluso en algunos supermercados «normales».

Si alguna vez ha comido en un restaurante chino o tailandés, sabrá lo bien que sabe el tofu cuando se mezcla con un sofrito de albahaca y ajo y se sirve en un lecho de espinacas, sumergido en salsa de cacahuetes.

Añadir soja a la dieta es fácil. Puede utilizar leche de soja con los cereales, salpicar de nueces de soja el yogur del desayuno o la ensalada del mediodía, prepararse un bocadillo con hamburguesas y quesos de soja, añadir tofu y tempeh a sus platos de verduras favoritos, y utilizar habas de soja con chile. En el capítulo 5 he incluido más ideas y recetas para demostrar lo fácil y sabroso que resulta añadir soja a la dieta.

¿Qué tamaño tiene una porción?

No hay que comer muchísima soja para advertir sus beneficios en el campo de la salud. Media taza de muchos alimentos a base de soja equivalen a una porción. Por ejemplo, si consume un cuarto de taza de nueces de soja en el yogur de la mañana, y luego come media taza de tofu firme rehogado para cenar, excederá los 20 g de proteína diarios recomendados por el Ministerio de Sanidad y Consumo de EE.UU. (FDA) para obtener beneficios cardíacos.

Cada una de las siguientes medidas equivale a una porción de alimentos a base de soja:

1 taza de leche de soja
½ taza de tofu
½ taza de tempeh
½ taza de habas de soja cocidas
½ taza de judías edamame
½ taza de proteína de soja texturizada (rehidratada)
½ de taza de harina de soja sin grasa
¼ de taza de nueces de soja
2 cucharadas de miso

(Fuente: *1999 U.S. Soyfood Directory*)

BENEFICIOS DEL CONSUMO DE SOJA

- Consumir alimentos de soja es una buena manera de reducir la ingesta de grasas saturadas (y totales), colesterol y calorías.
- La proteína de soja reduce el colesterol en personas con un elevado índice del mismo cuando forma parte de una dieta baja en calorías y en colesterol.
- La soja es una fuente inagotable de material nutritivo y un sustituto perfecto para la proteína de origen animal.
- El queso de soja, el helado de soja, y otros productos lácteos de soja son opciones estupendas para aquellas personas con intolerancia hacia la lactosa o que quieren disfrutar de festines «lácteos» sin sentimiento de culpabilidad.
- La soja está presente en el mercado en muchas formas; se puede consumir de desayuno, en el almuerzo y para cenar.
- ¡Los vegetarianos también pueden disfrutar de las barbacoas! Cuando todo el mundo pone sus hamburguesas y filetes en la parrilla, ellos pueden hacer lo mismo con sus hamburguesas y milanesas vegetarianas, con una pechuga de pollo de soja, o incluso con una estupenda salchicha italiana de soja.

¿Cuánta soja es suficiente?

La FDA recomienda 25 g de proteína de soja al día para obtener beneficios en el colesterol, aunque no existen recomendaciones establecidas acerca de cuánta soja necesita consumir una persona para alcanzar otros saludables beneficios. Probablemente resulta más útil pensar en la soja en porciones y como sustituto proteínico para alimentos con muchas calorías y elevado colesterol.

Por ejemplo, si nos fijamos en las porciones que aparecen en la tabla de la página 19, veremos que habla únicamente de media taza de tofu, habas de soja, o tempeh, como equivalentes a una porción. En la misma tabla se aprecia que media taza de tempeh cuenta con 19 g de proteína; esa cantidad es casi la mitad de la requerida diariamente para la mujer de 59 kg del ejemplo. Y casi alcanza los 25 g necesarios para acceder a los beneficios de un descenso de los niveles del colesterol.

¿Qué alimentos de soja son mejores?

Tras leer las directivas de la FDA y leer noticias acerca de los posibles beneficios de la soja para la salud, puede que se pregunte qué alimentos de soja merece la pena consumir. Al igual que con tantos otros alimentos, la regla general a aplicar es consumir siempre alimentos integrales y limitar la cantidad de comida procesada. Las habas de soja, el tofu, el tempeh, el miso, y las nueces de soja están confeccionados a partir de habas de soja integrales y por lo tanto proporcionan una fuente –rica y natural– de proteínas y otros nutrientes. Como verá en la tabla de la página 19, la cantidad de nutrientes varía dependiendo del tipo de alimento.

Para quienes sientan ciertas reticencias en cuanto a consumir alimentos de soja, la proteína aislada de soja, que contiene el 70 % de proteína, es un ingrediente común en las bebidas proteínicas y barras energéticas, y puede ser una primera introducción a la soja. Aunque la proteína aislada de soja proporciona una porción significativa de proteína, es el alimento de soja más comúnmente procesado. Cuando se procesan habas de soja para obtener esta sustancia, suelen ser lavadas con agua o alcohol. Por desgracia, el alcohol se lleva algunos de los elementos más importantes de la soja, como las isoflavonas, que son compuestos vegetales que se consideran beneficiosos para la salud (las isoflavonas y su potencial para combatir las enfermedades serán discutidos en el capítulo siguiente).

Frente a la variedad de los alimentos y productos de soja, puede que quiera considerar cómo se preparan los diversos productos. Como este tipo de información aparece raramente en las etiquetas de los productos, puede que decida limitarse a los alimentos de soja integral.

3

Beneficios de la soja para la salud

No hay duda de que la soja es un alimento muy nutritivo y que puede convertirse en una importante incorporación a una dieta sana. La cuestión es, ¿puede la soja prevenir y tratar las enfermedades?

Los medios de información y algunos fabricantes de alimentos y de suplementos de soja la han presentado como un superalimento que puede rechazar las enfermedades cardíacas y el cáncer, así como reducir los síndromes menopáusicos y prevenir la pérdida de masa ósea que conlleva la osteoporosis.

Según las investigaciones realizadas hasta la fecha, el potencial de la soja para combatir las enfermedades parece muy prometedor. La proteína de soja, formando parte de una dieta baja en calorías, ha demostrado reducir el colesterol en personas con un nivel elevado, y las isoflavonas de la soja, un tipo de compuesto químico vegetal muy concentrado en la soja, puede ayudar a prevenir o retrasar algunas enfermedades.

Este capítulo proporciona una visión general acerca del potencial de la soja en la lucha contra las enfermedades crónicas y otros temas de salud, así como una explicación acerca de las isoflavonas de la soja y su papel en la lucha contra las enfermedades (tenga en cuenta que este libro no pretende ser una publicación científica o médica, sino sólo una guía para ayudarle a comprender algo más los alimentos de soja y algunos de los temas implícitos en la investigación de la soja).

Soja y dieta

Un buen punto de partida al empezar a hablar de las investigaciones sobre la soja es comparar las dietas asiáticas y occidentales. La dieta media asiática es baja en proteínas animales y con un elevado contenido de proteínas de origen vegetal, incluidos los alimentos de soja. Por otra parte, la dieta occidental se caracteriza por el elevado consumo de proteínas de origen animal y de alimentos con un elevado colesterol y grasas saturadas.

Los estudios han demostrado que en los países donde impera la dieta asiática, las tasas de enfermedades cardíacas, cáncer de mama, de colon y de próstata son inferiores a las de Estados Unidos. Japón es el ejemplo perfecto de este fenómeno. Cuenta con una tasa baja de cáncer hormono-dependiente (es decir, un cáncer que requiere de hormonas para su desarrollo), y una cuarta parte de la tasa de mortandad de cáncer de mama y de próstata de Estados Unidos.

Los investigadores también han descubierto que los asiáticos que se trasladan a Estados Unidos y adoptan una dieta occidental tradicional, acaban teniendo las mismas tasas de cáncer de mama y de próstata que los estadounidenses. Eso les ha llevado a pensar que la dieta desempeña un cierto papel a la hora de luchar contra las enfermedades. De hecho, el Instituto Nacional del Cáncer estima que el 30 % de los cánceres están relacionados con la dieta. Las investigaciones se concentran ahora en el estudio de alimentos como la soja, que pudiera proteger la salud y propiciar la curación.

Las isoflavonas de la soja

Si ya ha oído hablar de los beneficios de la soja para la salud, probablemente habrá oído la palabra isoflavonas.

Todos los vegetales contienen fitoquímicos, compuestos químicos vegetales que carecen de valor nutricional (o calórico) pero que son fisiológicamente activos en el cuerpo. Las habas de soja contienen muchos fitoquímicos distintos, incluyendo un tipo llamado isoflavonas, que están mucho más concentradas en la soja que en cualquier otro vegetal.

Las isoflavonas son sustancias complejas que operan de diversas maneras. Cuentan con una estructura química similar a la hormona estrógeno, aunque son mucho más débiles que el estrógeno producido de manera natural por el cuerpo. A veces, las isoflavonas operan en el cuerpo como estrógeno, y a veces lo hacen como «antiestrógenos», interfiriendo o bloqueando la función normal del estrógeno corporal. La complejidad de las isoflavonas dificulta que los investigadores alcancen resultados concluyentes y consistentes respecto al papel de las isoflavonas de la soja en relación a la salud humana.

La soja combate las enfermedades

Los investigadores han estudiado durante muchos años las isoflavonas de la soja a fin de determinar cómo funcionan en el cuerpo. La genisteína, un tipo de isoflavona, ha sido una de las más estudiadas. Los estudios de laboratorio han demostrado que la genisteína puede detener el crecimiento y proliferación de células cancerígenas, prevenir la formación de vasos sanguíneos que alimenten los tumores cancerígenos, y actuar como antioxidante, previniendo la formación de radicales libres, moléculas altamente reactivas que dañan las células sanas. Lo que los investigadores todavía desconocen es cómo operan en el cuerpo algunas isoflavonas, o si las isoflavonas trabajan mejor solas o en combinación con la proteína de soja.

Además de isoflavonas, la soja contiene cinco sustancias que se sabe que combaten el cáncer, llamadas anticarcinógenos (que también se encuentran en otras plantas): inhibidores de proteasa, que bloquean la acción de las encimas que fomentan el crecimiento de los tumores; fitatos, un antioxidante que inhibe el crecimiento del cáncer; fitoteroles, que químicamente se parecen al colesterol y que han demostrado que hacen descender los niveles de colesterol en sangre; saponinos, antioxidantes que también se parecen al colesterol y que ayudan a reducir sus niveles en sangre; y ácido fenólico, un antioxidante que detiene las formación de algunos agentes causantes del cáncer. La soja también contiene fibra alimentaria, que ayuda a reducir el colesterol; lecitina, que también puede ayudar a reducir el colesterol; y ácidos grasos omega-3, que se cree pueden reducir el riesgo de enfermedades cardíacas.

Investigaciones sobre la soja

Gran parte de las investigaciones sobre la soja se han centrado en tratar de descubrir cómo operan en el cuerpo la proteína de la soja y las isoflavonas, a fin de determinar si estimulan la salud y cómo luchan contra la enfermedad. Todavía no existen respuestas claras, pero en las páginas siguientes tendrá la oportunidad de repasar los resultados positivos que han dado muchos estudios.

Las siguientes son algunas de las preguntas que los investigadores tratan de responder:

- ¿Tienen las isoflavonas el potencial de luchar contra el cáncer y otras enfermedades en los seres humanos?
- ¿Cómo operan las isoflavonas?
- ¿Cuál es la relación entre la proteína de soja y las isoflavonas en la lucha contra las enfermedades? ¿Son más beneficiosas combinadas o por separado?
- ¿Qué cantidad de isoflavonas y/o de proteína de soja provoca efectos favorables?
- ¿Qué cantidad de isoflavonas y/o de proteína de soja provoca efectos perjudiciales?
- ¿Qué alimentos de soja son las mejores fuentes de isoflavonas y proteínas?
- ¿Cómo operan en el cuerpo las sustancias anticarcinogénicas de la soja?

Hasta la fecha, la mayoría de las investigaciones, acerca de las que puede haber leído o escuchado o través de los medios de información, han sido epidemiológicas, *in vitro*, o *in vivo* (utilizando sobre todo animales). Aunque también se han llevado a cabo muchos estudios animales, los auténticos test acerca de las teorías sobre la soja no han sido producto de estudios a gran escala, largo plazo y controlados en seres humanos, simplemente porque las isoflavonas, los componentes activos en la soja, no se identificaron sino durante la última década.

Puede que haya oído hablar de las investigaciones sobre la soja en las noticias y se haya preguntado qué significan dichos estudios para su salud, sobre todo cuando parecen obtener resultados negativos. Hay dos estudios en particular que han suscitado dudas en los consumidores. Uno de ello sugería que la soja pudiera tener un efecto adverso sobre la tiroides, y otro informó de que una ingesta elevada de tofu estaba asociada con el deterioro intelectual e incluso con la enfermedad de Alzheimer. Algunos de los principales investigadores norteamericanos han señalado la importancia de saber cómo han sido llevados a cabo dichos estudios y que un único resultado al respecto no es suficiente para extraer conclusiones. Por ejemplo, el estudio sobre la tiroides se realizó utilizando ratones que fueron alimentados con ingentes cantidades de soja. Los resultados en animales no siempre pueden extrapolarse a la salud humana. En las poblaciones humanas que consumen mucha soja, no se ha descubierto una incidencia significativa de enfermedad de la tiroides.

Lo mismo puede decirse sobre el estudio del cerebro. Dicho estudio no fue realizado de manera que pudiera permitir que los investigadores establecieran un proceso claro de causa y efecto, y otros estudios de laboratorio controlados contradicen el hallazgo que vincula un elevado consumo de tofu con un aumento del deterioro intelectual. En otras palabras, hasta que se completen más estudios sobre dichos temas, los resultados son preliminares y los investigadores no creen que existan razones para preocuparse. La soja es sana y sus ventajas numerosas.

Soja y enfermedad

En las páginas siguientes aparecen algunos de los distintos beneficios para la salud que conlleva el consumir alimentos de soja. Cada sección describe el beneficio primario, ofrece una breve explicación sobre la enfermedad y menciona algunos resultados de estudios realizados al respecto.

Enfermedades del corazón

De todas las afirmaciones que se hacen respecto a la soja, su capacidad para combatir las afecciones cardíacas al disminuir el colesterol es la más ampliamente aceptada por los investigadores. Los efectos de disminución del colesterol han sido demostrados de manera fehaciente por numerosos estudios en todo el mundo.

De hecho, basándose en más de cincuenta de ellos, la FDA permite en la actualidad que los fabricantes de soja añadan en las etiquetas de sus productos las cualidades terapéuticas de su consumo (véase pág. 26, donde aparece más información sobre este particular).

Demasiado colesterol y grasas saturadas en la dieta pueden incrementar los niveles de colesterol en la sangre, que a su vez aumentan el riesgo de aterosclerosis (obstrucción de las arterias), el principal factor de riesgo de los ataques al corazón y las dolencias cardíacas. Según la American Heart Association (Asociación Cardíaca de Estados Unidos), las enfermedades cardíacas son la principal causa de muerte de hombres y mujeres en Estados Unidos, y más de una de cada cuatro personas padece algún tipo de dolencia cardiovascular.

Para prevenir y tratar las enfermedades cardíacas, la American Heart Association recomienda una dieta baja en grasas, baja en colesterol, y baja en sodio. El objetivo que radica en una dieta sana para el corazón es disminuir la ingesta de grasas saturadas, el nivel de colesterol total, y el nivel del colesterol LBD (el colesterol «malo»).

Los estudios han mostrado los siguientes resultados:

- Sustituir las proteínas de origen animal por proteínas de soja en la dieta baja en grasas hizo descender el colesterol LBS en personas con colesterol alto.
- La soja hizo descender el colesterol LBS y los triglicéridos sin que bajase el nivel de colesterol LAD (el colesterol «bueno»).
- La soja hizo descender el colesterol y mejoró la proporción entre colesterol LAD y LBD.
- En personas con altos niveles de colesterol, la soja hizo disminuir el colesterol LBD entre el 22 y el 25 % y bajó el colesterol total hasta un 23 %.

Otros resultados prometedores:

- La proteína de soja pudiera evitar que el colesterol sufriese cambios en la corriente sanguínea que lo convierten en perjudicial para las paredes arteriales.
- En experimentos realizados en tubos de ensayo, la genisteína inhibió el crecimiento de placas de células (las placas se acumulan en las paredes arteriales, aumentando el riesgo de las enfermedades cardíacas).
- La genisteína puede inhibir la formación de coágulos de sangre.
- La soja puede ayudar a mantener una nivel de tensión sanguínea más deseable.

Soja y cáncer

Al igual que con las enfermedades cardíacas, las bajas tasas de ciertos tipos de cáncer en algunos países asiáticos ha llevado a los científicos a creer que la dieta puede desempeñar un papel en su prevención.

El cáncer es la segunda causa de muerte en Estados Unidos. Según la American Cancer Society, una de cada cuatro personas que viven en Estados Unidos muere de cáncer, y una de cada tres padecerá un cáncer en su vida.

Los estudios se han centrado en la relación entre el consumo de alimentos de soja y el descenso del riesgo de cáncer. El efecto estrogénico de las isoflavonas de la soja ha sido sometido a estudio, sobre todo en el caso de las enfermedades que afectan a las mujeres, como en los cánceres hormono-dependientes, la osteoporosis, y las enfermedades cardíacas, así como otras condiciones, como es el caso de la menopausia. Hay otros estudios que se han concentrado en la capacidad de isoflavonas como la genisteína para retrasar o detener el crecimiento de tumores cancerígenos.

Cáncer de colon

Los estudios han mostrado que la soja puede ayudar a retrasar el principio del cáncer de colon y que también puede tener efectos preventivos.

El cáncer de colon es el tercer tipo de cáncer más común en Estados Unidos. Según la American Cancer Society (Asociación del Cáncer de Estados Unidos), a 130.200 personas se les diagnosticarán cánceres colorrectales en el presente año, y 56.300 morirán a consecuencia de ellos.

El cáncer de colon es otra de las enfermedades que los médicos creen que está influenciada por la dieta. La American Cancer Society (ACS) recomienda una dieta basada en un elevado consumo de hortalizas y verduras, incluyendo frutas, verduras, cereales y legumbres, y una ingesta baja de carne, lácteos, y otros alimentos con alto nivel de grasas. La ACS también recomienda la práctica regular de ejercicio y no fumar.

Éstos son algunos ejemplos de la investigación sobre el cáncer de colon:

- Un estudio japonés mostró que comer habas de soja y tofu descendía el riesgo de cáncer de colon en un 40 %.
- Un estudio chino mostró que las personas que rara vez comían productos de soja tenían el triple de riesgo de padecer cáncer de colon que las que consumían soja de manera regular.
- En otro estudio sobre la soja, los hombres que comieron 39 g de proteína de soja al día durante un año, tenían menos células de cáncer de colon en proceso de división que aquellos que no comieron soja.

Cáncer de próstata

La soja también pudiera contar con un efecto de protección frente al cáncer de próstata. Existen estudios epidemiológicos que han mostrado que los hombres asiáticos que se alimentan con soja cuentan con menor incidencia y tasas de mortalidad a causa del cáncer de próstata que sus homólogos occidentales.

El cáncer de próstata es el segundo tipo de cáncer más importante entre los hombres en Estados Unidos. Más de 30.000 varones morirán este año de ese cáncer en dicho país, y se les diagnosticará a otros 180.400. La tasa de mortalidad de cáncer de próstata aumenta, sobre todo entre los varones afroamericanos. La American Cancer Society estima que al menos el 19 % de los varones estadounidenses desarrollarán cáncer de próstata en algún momento de su vida.

Cuando se forma un tumor cancerígeno en el cuerpo tiene lugar un proceso llamado angiogénesis, que implica el desarrollo de nuevos vasos sanguíneos para alimentar al tumor. Los investigadores han descubierto que la genisteína, la isoflavona de la soja, impide dicho proceso. Sin ese suministro sanguíneo, el tumor no puede recibir el alimento o el oxígeno necesario para crecer, ni metastatizarse (enviar células cancerígenas a través de la corriente sanguínea hacia otras zonas del cuerpo).

Además, los investigadores teorizan que como el cáncer de próstata puede ser hormono-dependiente, las isoflavonas de los alimentos de soja podrían desempeñar un papel, interfiriendo en el proceso de la enfermedad y por tanto limitando su riesgo.

A continuación, algunos ejemplos de resultados obtenidos a través de investigaciones:

- Un estudio hawaiano a largo plazo demostró que 8.000 hombres de ascendencia japonesa que comían tofu cada día sólo tenían un tercio de las posibilidades de desarrollar cáncer de próstata que tenían los hombres que sólo comen tofu una vez a la semana.
- Un estudio mostró que la isoflavona genisteína redujo el crecimiento de tumores de próstata humanos que fueron trasplantados en ratones.
- Los investigadores han demostrado a través de estudios realizados en tubos de ensayo y en algunos estudios con animales, que las isoflavonas limitan el crecimiento de las células de cáncer de próstata.
- Un estudio realizado sobre animales mostró que la incidencia de cáncer se redujo en ratas alimentadas con una dieta alta en isoflavonas antes de exponerlas al cáncer (y se dio un aumento del 27 % en el período libre de la enfermedad).
- Un estudio demostró que la genisteína inhibió el crecimiento del cáncer de próstata y redujo la metástasis.

Cáncer de mama

Aunque son varios los estudios, incluyendo muchos epidemiológicos, que han demostrado que la soja puede reducir el riesgo de cáncer de mama, el papel de la soja en la lucha contra el cáncer de mama no ha sido totalmente determinado.

El cáncer de mama es uno de los tipos de cáncer más comunes entre las mujeres estadounidenses. Se calcula que este año serán víctimas de dicha enfermedad 182.000 mujeres, y que 41.200 personas (40.800 mujeres y 400 hombres) morirán como consecuencia de ella.

Entre el 50 y el 60 % de los cánceres de mama son hormonodependientes. Unos niveles elevados de estrógenos en el cuerpo aumentan el riesgo de contraer cáncer de mama. Una teoría acerca del cáncer de mama dice que las isoflavonas de la soja pueden comportarse como antiestrógenos en el cuerpo. En otras palabras, que las isoflavonas pueden bloquear las acciones del estrógeno del cuerpo, y por tanto reducir el riesgo de cáncer de mama.

Las investigaciones han mostrado que el consumo de alimentos de soja puede proporcionar efectos protectores contra el cáncer.

- Un estudio epidemiológico mostró que en las mujeres premenopáusicas, la ingesta elevada de proteína animal estaba asociada con un aumento del riesgo de cáncer y que ingestas elevadas de alimentos de soja se asociaban con un descenso de tal riesgo.
- Un estudio epidemiológico realizado a largo plazo mostró que en mujeres premenopáusicas que consumen sopa de miso regularmente existía una menor incidencia de cáncer de mama.

Algunos estudios en los que se consumieron isoflavonas en ausencia de proteína de soja han dado resultados distintos. En un estudio con animales, la isoflavona genisteína no protegió a los ratones del cáncer de mama, y en otros, la genisteína aumentó la incidencia de cáncer en los animales de laboratorio. Un estudio británico descubrió que en mujeres premenopáusicas que consumieron 45 mg de isoflavonas diarias, durante dos semanas, las células epiteliales del seno eran estimuladas para proliferar. Un estudio similar estadounidense mostró proliferación en mujeres que consumían bebidas de soja que contenían 38 mg de isoflavonas. Esos resultados llevaron a los investigadores a creer que las isoflavonas de la soja son más benéficas para el cuerpo cuando se consumen con proteína de soja. Esos hallazgos también demuestran la complicada naturaleza de la investigación de la soja relacionada con enfermedades crónicas y muestran que los investigadores tienen todavía mucha tarea por delante a fin de lograr determinar qué sustancias son las que proporcionan beneficios para la salud en la soja.

Un estudio de la Universidad de Illinois suscitó dudas acerca de cómo y cuándo la soja podría proporcionar efectos protectores contra el cáncer de mama. Los investigadores descubrieron que en ratas de laboratorio que fueron alimentadas con isoflavonas antes de ser expuestas al cáncer, las isoflavonas suprimieron el cáncer. En ratas a las que se alimentó con isoflavonas después de ser expuestas al cáncer, las isoflavonas parecieron estimular el crecimiento de los tumores.

Basándose en dicho estudio, los investigadores han teorizado que en el caso de la mujer, el cuándo se consume la soja puede marcar una diferencia respecto a sus potenciales efectos protectores. Por ejemplo, las mujeres jóvenes que han crecido alimentándose con soja desde antes de la pubertad pueden beneficiarse de sus efectos protectores, pero las mujeres posmenopáusicas que consumen soja pudieran estar aumentando el riesgo de desarrollar ciertos tipos de tumores. La diferencia entre ambas situaciones es la cantidad de estrógeno que hay en el cuerpo durante las diversas etapas de la vida. Por esta razón, los investigadores sugieren que las mujeres que tienen o han tenido un cáncer de mama hormono-dependiente deben evitar los suplementos de soja, que pudieran contener elevadas concentraciones de isoflavonas.

Menopausia

El papel de la soja en el tratamiento de los síntomas menopáusicos suaves a moderados parece ser muy prometedor. Las investigaciones epidemiológicas realizadas han mostrado que las mujeres japonesas, cuya dieta típica incluye proteína de soja, presentan menos y más suaves síntomas premenstruales que sus homólogas occidentales. De hecho, en japonés no hay palabra para «sofocos».

Millones de mujeres padecen los efectos secundarios de la menopausia: sofocos, sudores nocturnos, cambios de humor y alteraciones del sueño. Además de estos incómodos síntomas, la pérdida de estrógenos que tiene lugar con la menopausia puede tener resultados más serios. El estrógeno desarrolla un importante papel en el mantenimiento de la salud ósea y cuenta con un efecto protector del corazón. La caída de estrógenos durante la menopausia pone a la mujer en una situación de desprotección frente a la osteoporosis, una pérdida gradual de masa ósea. La tasa de enfermedades cardíacas aumenta en la mujer menopáusica, igualando los niveles del hombre.

La terapia de sustitución de estrógenos (TSE) y la terapia de sustitución hormonal (TSH) son los tratamientos comunes para reducir los síntomas menopáusicos y el riesgo de osteoporosis, aunque son muchas las mujeres que eligen o son aconsejadas no utilizarlos. Las principales razones por las que las mujeres no utilizan la TSE o la TSH es porque piensan que no necesitan dichos tratamientos o temen que puedan incrementar el riesgo de desarrollar cáncer de mama o endometrial.

Aunque no se ha determinado que la soja sea un sustituto completo para la terapia de sustitución hormonal, sí que ha demostrado que reduce la frecuencia y severidad de los sofocos.

Como las isoflavonas en la soja actúan como estrógenos débiles, los investigadores creen que esos estrógenos vegetales pudieran ocupar el lugar del estrógeno cuando tiene lugar la pérdida natural de esta hormona.

En otras palabras, el estrógeno vegetal sustituye y funciona como el estrógeno, y por tanto disminuye el riesgo de problemas como enfermedades cardíacas y pérdida de masa ósea, asociados con niveles bajos de estrógenos.

Éstos son algunos ejemplos de estudios realizados sobre la menopausia:

- En un estudio, consumir proteína de soja redujo la severidad de los sofocos, provocó pequeñas mejoras en la intensidad de los sudores nocturnos, redujo el colesterol, y disminuyó la presión diastólica.

- Un estudio reveló que las mujeres que consumieron proteína de soja durante doce semanas mostraron una reducción de un 45 % de sofocos, comparado con el 30 % de las que utilizaron placebos.
- En otro estudio, el consumo de soja redujo la intensidad de los sofocos (pero no de manera tan efectiva como la terapia de sustitución hormonal), pero no tuvo ningún efecto de sequedad vaginal.
- En varios estudios se dieron a probar bebidas de proteína de soja a mujeres. Un estudio mostró que si la bebida se consumía dos veces al día, se reducía la severidad de los sofocos. Otro estudio mostró que las mujeres que consumían bebidas de soja experimentaban menos sofocos. En estudios que utilizaban harina de soja para confeccionar barras proteínicas, bizcochos o pan, los resultados no fueron mejores que con placebos.

Al igual que con todos los temas de salud aquí mencionados, se necesitan más investigaciones para determinar de qué manera afecta la soja a la salud y la lucha contra las enfermedades. Para las mujeres que experimentan efectos secundarios a causa de la TSE o de la TSH, o que creen que son innecesarias o no seguras, la soja les proporciona cierto alivio de los síntomas menopáusicos sin efectos secundarios.

Osteoporosis

Los estudios sugieren que la proteína de soja con isoflavonas naturales tiene efectos positivos en la densidad mineral ósea.

La osteoporosis es una enfermedad ósea caracterizada por el deterioro del tejido óseo que acaba fragilizando los huesos, que tienden a fracturarse. Más de 10 millones de estadounidenses padecen osteoporosis; 80 % de esas personas son mujeres. Otros 18 millones de personas corren el riesgo de padecerla.

En los huesos sanos se mantiene un equilibrio; las células óseas llamadas osteoblastos crean tejido óseo, y otras células llamadas osteoclastos rompen o reabsorben tejido óseo. La caída en los niveles de estrógenos que tiene lugar con la menopausia puede desbaratar esta dinámica. Por alguna razón, dejan de crearse nuevas células, pero los osteoclastos continúan reabsorbiendo hueso, resultando todo ello en una pérdida ósea que puede dejar a los huesos débiles y quebradizos.

Los estudios se han concentrado en determinar si al reducir la proteína animal y aumentar la vegetal queda afectada la salud ósea. Las tasas elevadas de proteína animal están asociadas con la pérdida de calcio y la reabsorción ósea. Los investigadores han descubierto que la proteína de soja no causa pérdida de calcio o reabsorción ósea, convirtiendo a la soja en un alimento beneficioso para la salud ósea.

Estos son dos ejemplos de estudios sobre los huesos:

- En un estudio de la Universidad de Illinois, mujeres posmenopáusicas consumieron proteína de soja con 90 mg de isoflavonas, cada día, durante seis meses. Al cabo de esos seis meses, las mujeres tenían una mayor densidad mineral ósea en la columna vertebral; en otros huesos no se apreciaba diferencia (los minerales son absorbidos con mayor facilidad en la espalda).
- Estudios realizados *in vitro* y con animales han mostrado que la genisteína detiene la pérdida de masa ósea.

Otras consideraciones acerca de la salud

Diabetes

Ya en 1900 dos médicos sugirieron que la soja podría ser un alimento aconsejable para diabéticos. Sus recomendaciones aparecieron en el *American Journal of Medical Science*. Algunos años más tarde, el doctor John Kellogg, que acabaría levantando un imperio a base de copos de avena para desayunar, escribió sobre los beneficiosos efectos para la salud de los diabéticos que había en el comer alimentos de soja. Para los 10,3 millones de estadounidenses que padecen de diabetes (y para otros 5,4 millones que la tienen pero a los que todavía no les ha sido diagnosticada) la soja, formando parte de una dieta baja en grasas, puede ayudar a aumentar la ingesta de fibra, regular el azúcar en sangre, bajar la presión sanguínea, y reducir el riesgo de enfermedades cardíacas al disminuir el colesterol.

La diabetes es una enfermedad que transtorna el normal funcionamiento y utilización de insulina en el cuerpo. La insulina es necesaria para convertir el azúcar y el almidón en la energía que el cuerpo necesita para funcionar a diario. Cuando la insulina no funciona normalmente, el azúcar se acumula en la corriente sanguínea, causando fatiga, problemas vasculares, lesiones nerviosas en los pies, e incluso ceguera en los casos más agudos. Regular este proceso es esencial para que los diabéticos permanezcan sanos.

La dieta y el control del peso juegan un papel clave en el tratamiento de la diabetes. Uno de los medios con los que los diabéticos pueden mantener un saludable nivel de azúcar en sangre es fijarse en el índice glicémico de los alimentos. En el índice glicémico los alimentos aparecen calificados en base a cómo afectan los niveles de azúcar en sangre. La soja ocupa una posición baja en el índice, lo cual significa que es beneficiosa de cara a mantener unos niveles estables. También se cree que la soja ayuda a disminuir la absorción de azúcares.

Los diabéticos suelen tener una presión sanguínea alta, lo cual aumenta el riesgo de ataque al corazón (los diabéticos tienen cuatro veces más posibilidades de desarrollar enfermedades cardíacas que el resto de la población), derrame cerebral, y enfermedades hepáticas.

Las investigaciones se han centrado en la búsqueda del papel de la soja en la reducción del colesterol (proporcionando beneficios de protección de la salud cardíaca), ayudando a mantener estable el azúcar en sangre.

Éstos son los resultados de dos estudios:

- Los diabéticos que consumieron 25 g de fibra de soja al día contaban con una respuesta de insulina reducida ante una ingesta oral de glucosa, y un nivel de colesterol total en plasma reducido.
- La soja puede prevenir las afecciones hepáticas al disminuir los niveles de colesterol en sangre.

Alergias

Según los siguientes resultados frutos de investigaciones recopiladas por la United Soybean Board, la soja pudiera ser una respuesta para muchas personas que padecen alergias alimentarias, aunque, como ocurre en muchos otros temas, no todos los investigadores están de acuerdo.

La incidencia de alergias alimentarias es bastante baja entre la población estadounidense (sólo entre el 1 y el 2 % de los adultos, y entre el 5 y el 8 % entre los niños), pero esas alergias deben tomarse en serio porque pueden causar peligrosas reacciones en algunas personas. Algunos de los alimentos más comunes a los que las personas son alérgicas son la leche de vaca, los huevos, los cacahuetes, el trigo y el marisco. Para las personas que padecen alergias alimentarias, los alimentos de soja pueden proporcionarles una sabrosa alternativa. La leche de soja puede sustituir a la de vaca, el tofu revuelto a los huevos, y las nueces de soja a los cacahuetes.

A los bebés alérgicos a la leche de vaca, la leche de soja puede proporcionarles los nutrientes necesarios para crecer y desarrollarse. Utilizada en las formulaciones de las papillas infantiles desde la década de 1920, la soja procesada ha mejorado enormemente a lo largo de los siguientes setenta años. En la actualidad, las formulaciones contienen proteínas de igual calidad y digestibilidad que la leche de vaca. Los estudios han demostrado que los bebés alimentados con formulaciones de soja experimentan tasas de crecimiento normales.

Aunque la soja es un ingrediente común en muchos preparados para biberón, los investigadores no siempre se ponen de acuerdo en cómo tratar a bebés que padecen alergias a la leche de vaca. Basándose en la creencia de que los bebés con alergia a la leche de vaca pudieran sufrir daños intestinales que también pudiera hacer que desarrollasen alergia a la leche de soja, la American Academy of Pediatrics (Academia de Pediatría de Estados Unidos) recomienda que los bebés con propensión a padecer alergias que son alimentados con preparados para biberón no deberían cambiar a un preparado para lactantes de soja tras manifestar una alergia a la leche de vaca. Algunos investigadores no están de acuerdo con esta recomendación y creen que la leche de soja puede utilizarse tras haber constatado una alergia a la leche vacuna.

Aunque las alergias a las proteínas animales son más comunes, algunas personas son alérgicas a la soja. Como los alimentos de soja son procesados de varias formas, algunos de ellos son menos alergénicos que otros. En general, los alimentos que han sido calentados o fermentados, como el tofu, el tempeh, y el miso, son menos alergénicos que los de soja cruda, como las habas y los brotes de soja. Como con cualquier alergia alimentaria, es importante leer cuidadosamente las etiquetas de los alimentos para determinar si los productos que se han comprado contienen sustancias a las que se pudiera ser alérgico.

Soja y salud cerebral

Las pocas investigaciones realizadas sobre la soja y la salud cerebral indican que la soja pudiera resultar beneficiosa para el cerebro. Al igual que el corazón y los huesos, el cerebro requiere estrógenos para mantener una salud y funcionamiento normales, que pueden verse afectados por la reducción natural de estrógenos que la mujer experimenta durante la menopausia. Un pequeño porcentaje de mujeres –debido a diversos factores medioambientales, hereditarios y de otro tipo– pudieran correr el riesgo de desarrollar disfunción cognitiva, e incluso Alzheimer, en una etapa posterior de la vida.

Tal y como ya apareció anteriormente en este mismo capítulo, a veces las isoflavonas de la soja actúan como estrógenos en el cuerpo, y en otras actúan como antiestrógenos. Las investigaciones se han concentrado en la posibilidad de que las isoflavonas de la soja puedan «sustituir» a los estrógenos, afectando positivamente la función cognitiva.

Entre los descubrimientos de los estudios cabe incluir los siguientes:

- Ratas de laboratorio a las que se les quitó los ovarios (reduciendo por tanto los niveles de estrógeno en sus cuerpos) fueron tornándose débiles mentalmente de manera gradual. Las ratas que fueron alimentadas con isoflavonas de soja después de serles extirpados los ovarios no perdieron sus habilidades cognitivas. Los efectos fueron los mismos que si se hubieran incluido estrógenos en sus dietas.

- En estudios en los que se utilizaron monos, un animal modelo más cercano a los seres humanos que las ratas o los ratones, los investigadores descubrieron que comer soja prevenía ciertos cambios químicos en las proteínas cerebrales que pudieran estar implicadas en el desarrollo de la enfermedad de Alzheimer.

Isoflavonas en los alimentos de soja

¿Cómo se sabe qué alimentos de soja contienen isoflavonas y qué cantidad hay que consumir de ellos para obtener beneficios?

A veces resulta difícil hallar el contenido en isoflavonas de los alimentos porque los fabricantes no enumeran dicha información en las etiquetas. Como las investigaciones sobre la soja están cada vez más difundidas, lo más probable es que los fabricantes empiecen a incluir esa información. Algo que los investigadores siguen sin tener claro es si los alimentos a base de soja son más potentes cuando se consume proteína de soja e isoflavonas de soja a la vez. No obstante, muchos de ellos están de acuerdo en que la mejor fuente de potenciales beneficios frente a las enfermedades pueden provenir de los alimentos de soja integral, con isoflavonas presentes de manera natural. Los alimentos a base de soja muy procesados, como las bebidas de mezclas de proteínas en polvo, pudieran contener la proporción más elevada de proteína e isoflavonas, pero el procesado de dichos productos elimina o debilita su potencia.

¿Se puede consumir soja sin peligro alguno?

Consumir soja es sano y seguro. No existen indicaciones de que consumir alimentos a base de soja cause cáncer o afecte la fertilidad. Los investigadores alertan contra el uso de los suplementos de soja (las cápsulas de isoflavonas), porque esas sustancias no han sido reguladas por la FDA, y porque los investigadores todavía deben determinar la ingesta máxima de isoflavonas. Tal y como ya se mencionó anteriormente, los científicos recomiendan consumir alimentos de soja integral para obtener los beneficios de la proteína de soja y las isoflavonas presentes de manera natural. En otras palabras, como todavía no está claro si existe algún riesgo de toxicidad a niveles altos, lo más conveniente sería ceñirse a consumir alimentos de soja para obtener isoflavonas. Puede que de manera fortuita alguien pudiera ingerir demasiadas píldoras, pero no es probable que una persona consuma demasiada soja. Tal y como puede comprobarse en la tabla de la página 19 y en las recetas del capítulo 5, una porción de soja suele ser sólo media o una taza.

¿Cuántas isoflavonas necesito consumir para obtener beneficios?

Las mujeres asiáticas (es decir, que viven en países de Asia y consumen la típica dieta asiática), que experimentan tasas inferiores de síntomas menopáusicos, enfermedades cardíacas, y algunos cánceres, consumen entre 20 y 80 mg de isoflavonas al día, comparados con los menos de 5 mg consumidos diariamente por las mujeres estadounidenses.

Aunque no existen recomendaciones o regulaciones gubernativas respecto a las isoflavonas de la soja, algunos de los principales investigadores norteamericanos de la soja –basándose en dos estudios, uno realizado en China y otro en Japón–, recomiendan 60 mg diarios. Las recomendaciones de la FDA de 25 g de proteína de soja al día para obtener beneficios en el descenso del colesterol no incluyen un valor que haga referencia a las isoflavonas. Resulta difícil saber cuántas isoflavonas hay en 25 g. Algunos alimentos a base de soja contienen más isoflavonas que otros. Por ejemplo, las habas de soja, el tempeh y el tofu contienen elevadas cantidades de isoflavonas y proteína de soja.

La lista de la página siguiente muestra muchos alimentos de soja y su contenido en isoflavonas, basándose en valores medios que han sido redondeados acercándose a la cifra entera más cercana. Por favor, tenga en cuenta que el contenido en isoflavonas de los alimentos de soja puede variar enormemente entre las marcas, dependiendo de cómo han sido procesados por los fabricantes. Esta lista también está basada en miligramos de isoflavonas por 100 g de alimentos. Resulta difícil convertir gramos a una porción exacta como media o una taza. Puede utilizar los valores aproximados siguientes: 250 g equivalen más o menos a una taza.

CONTENIDO DE ISOFLAVONAS EN LOS ALIMENTOS DE SOJA

Alimentos de soja	Isoflavonas en mg por 100 g de alimento
Aceite de soja	0
Mantequilla de soja	1
Queso de soja, cheddar	7
Queso de soja, mozzarella	8
Queso de soja, parmesano	6
Perrito caliente de soja, sin preparar	15
Milanesa de soja, cocinada	8
Brotes de soja	41
Habas de soja, verdes, inmaduras, cocinadas c/s sal	14
Habas de soja, verdes, maduras, cocinadas c/s sal	55
Habas de soja, maduras, asadas	128
Leche de soja	10
Salsa de soja a base de soja y trigo (shoyu)	2
Salsa de soja a base de proteína vegetal hidrolizada	0
Salchichas de soja, hechas	4
Tempeh, cocinado	53
Tofu firme	28
Tofu suave	29
Miso	43
Yogur de tofu	16
Harina de soja (sin desengrasar, tostado)	199
Proteína de soja aislada	97
Natto	59
Yuba, cocinada	51

(Fuente: 1999 USDA Iowa State University Database on Isoflavone Content of Food)

Utilizando esta lista y la tabla de la página 19, podrá comprobar que no resulta demasiado difícil alcanzar los valores diarios de proteína de soja e isoflavonas. Si consume una ensalada cubierta de nueces de soja para almorzar, y un salteado de tofu para cenar, llegará con facilidad a los 25 g de proteína y 60 mg de isoflavonas recomendados.

¿A quién beneficia comer soja?

Con la excepción de aquellas personas con alergias a la soja, pueden beneficarse de la soja tanto los niños como los adultos. La soja es un alimento nutritivo, bajo en grasas, carente de colesterol, que proporciona fibra alimentaria y proteína de calidad. Para los millones de personas que intentan disminuir su ingesta de grasa y colesterol y aumentar su consumo de alimentos vegetales, la soja constituye una saludable y gustosa alternativa a las carnes ricas en grasas y los productos lácteos.

Además del papel de la soja como una fuente de alimentos bajos en grasas y con un elevado porcentaje de proteínas, la soja contiene sustancias que combaten las enfermedades y que parecen ser muy útiles tanto en la prevención como en la limitación de los procesos de diversas afecciones. Como ya habrá leído en el presente capítulo, entre las personas que pudieran beneficiarse de añadir soja a su dieta baja en calorías, están:

- Personas con colesterol elevado.
- Personas con riesgo de padecer cáncer colorrectal.
- Hombres con riesgo de cáncer de próstata.
- Mujeres con riesgo de cáncer de mama.
- Mujeres que experimenten síntomas menopáusicos y con riesgo de desarrollar osteoporosis.
- Mujeres menopáusicas que elijan no seguir una terapia de sustitución hormonal.

Es importante aclarar que los investigadores no recomiendan que las personas se alimenten únicamente de soja. Un único alimento no es la panacea, ni convierte una dieta en saludable. A fin de obtener los nutrientes esenciales requeridos, es necesario alimentarse de manera variada. De hecho, lo que produce los efectos protectores es la síntesis de diversos alimentos en combinación.

Para mantener un estilo de vida saludable y ayudar a prevenir las enfermedades, los investigadores recomiendan un enfoque equilibrado que incluye ejercicio regular, no fumar y alimentarse siguiendo una dieta nutritiva baja en grasas, que incluya alimentos diferentes, sobre todo frutas y verduras. Al igual que con cualquier cambio en su dieta o rutina de ejercicios, es importante consultar la cuestión con el médico.

4

Alimentos de soja

Añadir soja a la dieta es fácil. Tanto se si trata de hamburguesas vegetales asadas, cremosa leche chocolateada de soja, o salchichas, existen tantos alimentos de soja que encontrar el que encaje con sus preferencias no debería representar problema alguno.

Muchos productos de soja, como la leche de soja, las hamburguesas vegetales, el tofu, el miso, y las alternativas a la carne, pueden hallarse sin dificultades en tiendas de dietética, de alimentos orientales, de alimentación alternativa e incluso en paradas de algunos mercados municipales.

En este capítulo aparecen más de veinte productos de soja, divididos en siete categorías: alimentos de soja comunes que probablemente ya habrá consumido anteriormente; productos de soja tradicionales como el tofu, el tempeh y el miso; productos de soja integral; productos lácteos de soja; harina de soja; soja en alimentos procesados, y otros. Muchos de los alimentos que aparecen aquí lo hacen bajo más de una categoría; he creado categorías para facilitar a los lectores la búsqueda de información acerca de alimentos específicos.

Es recomendable, como ocurre con cualquier producto alimenticio, leer las etiquetas con atención. La soja es un alimento nutritivo, bajo en calorías, pero hay productos muy procesados que pudieran contener elevadas cantidades de grasas, azúcar o sal. En otras palabras, sólo porque un producto contenga soja no significa que es sano. Para obtener beneficios saludables hay que buscar productos de soja con la menor cantidad de procesado.

Alimentos de soja más comunes

La leche de soja, el aceite de soja, la salsa de soja, y las alternativas de soja a la carne, como milanesas, hamburguesas y perritos calientes, son algunos de los productos de soja más fáciles de encontrar.

Leche de soja

Cremosa y deliciosa, la leche de soja es una sabrosa alternativa baja en grasas, y sin lactosa, a la leche de vaca, y uno de los productos de soja más fáciles de añadir a la propia dieta. En los últimos años, la leche de soja se ha convertido en uno de los productos de soja más populares. Extraída de habas de soja prensadas, la leche de soja tiene un elevado contenido de proteínas y vitaminas del grupo B, es rica en calcio, como muchas marcas de leche de vaca, está reforzada con vitaminas A y D (algunos fabricantes también le añaden vitamina B_{12}). Dependiendo del fabricante, la leche de soja puede cambiar de color, pasando del blanco al crema.

Disponible en algunos supermercados, dietéticas y tiendas de alimentación natural, la leche de soja se vende sobre todo en tetrabrik, que no requieren refrigeración (antes de ser abiertos). Si no se abre, un tetrabrik de leche de soja puede durar entre cinco y seis meses. Una vez abierta, la leche de soja debe guardarse en la nevera, donde se conservará fresca hasta una semana.

Se puede beber leche de soja igual que si fuese de vaca. Cuenta con una textura cremosa y viene en sabores como vainilla, chocolate, fresa y moca. También se la puede añadir al café, té y a los batidos, o bien verterla sobre los cereales del desayuno. Al igual que la leche de vaca, la de soja aparece en las variedades de desnatada, semidesnatada y a veces con un 2 % de grasas, aunque la desnatada a veces puede tener un sabor un tanto aguado. Lo más conveniente es consumir la de un 2 % de grasas o la leche de soja normal, que sólo contiene 0,5 g de grasas saturadas por porción. Aunque la soja es un ingrediente común en los preparados para lactantes, la leche de soja en sí misma no debe utilizarse en preparados caseros para lactantes.

COCINAR CON LECHE DE SOJA

Se puede utilizar leche de soja para sustituir leche vacuna en recetas. Salsas, aliños y repostería pueden prepararse con leche de soja (véase pág. 107, «Aliño de semillas de amapola», y pág. 88, «Crepes de soja y canela»).

La leche de soja en polvo mezclada con agua también puede devenir una estupenda alternativa al huevo.

Aceite de soja

El 75 % del aceite vegetal consumido en Estados Unidos es aceite de soja, que se extrae de las habas de soja. De sabor ligero y carente casi totalmente de olor, el aceite de soja es bajo en grasas saturadas, alto en poliinsaturadas y carece de colesterol. También contiene una mezcla de ácidos grasos omega-3 y omega-6, similares a los ácidos grasos que pueden hallarse en el pescado, que se creen beneficiosos para la salud del corazón.

Para hallar aceite de soja deberá dirigirse a establecimientos de alimentación natural y tiendas dietéticas. Lea las etiquetas de las botellas para comprobar que sean 100 % aceite de soja. El aceite de soja también es utilizado por los fabricantes para confeccionar margarinas, mayonesas, aliños de ensalada y sobres de leche en polvo. El aceite de soja sin abrir puede guardarse en la alacena. Pero una vez abierto debe mantenerse en la nevera.

Cocinar con aceite de soja

El aceite de soja es ideal para cocinar porque su sabor neutro permite que se manifiesten los sabores de los alimentos cocinados. Su tolerancia de temperaturas elevadas (hasta los 225 °C) lo convierte en un aceite estupendo para ser utilizado cuando es necesario freír a altas temperaturas.

Salsa de soja

La salsa de soja tradicional, llamada *shoyu*, se consigue mezclando habas de soja con un cereal, como el trigo, y un cultivo de moho, fermentando la mezcla durante al menos un año. La salsa tamari, un derivado del miso, se obtiene de habas de soja fermentadas, sin otros cereales. La salsa teriyaki cuenta con una consistencia más espesa que la de soja y contiene ingredientes como azúcar y vinagre. La salsa de soja que puede encontrarse en las tiendas dietéticas y tiendas de alimentación natural es de origen japonés y coreano, y su calidad es excelente. Por el contrario, no todas las salsas de origen chino han sido fermentadas y pueden contener agentes químicos, colorantes y otros aditivos.

La salsa de soja se utiliza generalmente como aderezo en platos asiáticos, ensaladas y en adobos. Todas las salsas de soja cuentan con un elevado índice de sodio, así que conviene utilizarlas con moderación. Una vez abierta, la salsa de soja debe guardarse en la nevera.

Cocinar con salsa de soja

Utilice la salsa de soja para aromatizar platos de verduras y de carne, así como sopas, rehogados y guisos.

> El aceite de soja es el aceite vegetal más utilizado en Estados Unidos y el más consumido en el mundo.

Alternativas de soja para la carne

Las alternativas de soja para la carne son la elección perfecta para las personas que intentan rebajar su ingesta de grasas saturadas pero no quieren olvidarse del sabor a carne. Son de apariencia, olor, sabor y textura similar a sus homólogas de proteína animal, sin el colesterol ni las grasas saturadas de éstos. Elija entre hamburguesas de soja sabor carne, sabor pollo, milanesas de soja sabor clásico, sabor fugazzetta, bocaditos de soja, salchichas italianas de soja, perritos calientes, seitán, librillos de seitán. Consuma las carnes de soja igual que haría con las otras: en bocadillos, guisos y sartenes, sobre las pizzas, o con patatas, arroz o pasta.

Las alternativas de soja para la carne se fabrican a partir de diversos alimentos de soja, incluyendo habas de soja, tofu, proteína texturizada de soja, y otros ingredientes. En general, dichos productos contienen menos grasas saturadas y colesterol que la ternera y otras carnes, aunque los valores nutricionales varían según las marcas. Lea las etiquetas con atención; algunas «carnes» de soja pueden tener contenidos muy elevados de grasa y sodio y pudieran no contener isoflavonas. Busque alternativas de soja a la carne en las dietéticas y tiendas de alimentación natural. Guarde la carne de soja en la nevera o el congelador, según las instrucciones que aparezcan en la etiqueta del paquete.

La calidad y el sabor de las alternativas de soja a la carne varían según los productos; pruebe varias marcas hasta que encuentre el producto que le satisfaga.

Cocinar con carnes de soja

Añada las carnes de soja a las recetas de la misma manera que haría con otras carnes. Siga las instrucciones que aparecen en el producto. Algunas carnes de soja necesitan dorarse o calentarse antes de utilizarse; otras pueden serlo directamente.

Sustituya con las carnes de soja toda o parte de la carne de origen animal de sus platos familiares. Por ejemplo, en lugar de comer huevos revueltos con salchichas o bacon, intente un revuelto de tofu con bocaditos de soja para desayunar. También puede probar con una hamburguesa de soja en lugar de la carne picada para cubrir la pizza.

Cuando sustituya en una receta parte de la carne de origen animal por una alternativa de carne de soja, utilice especias, ajo y otros aderezos para unificar el sabor de ambas carnes.

Alimentos de soja tradicionales

El tofu, el tempeh y el miso son todos ellos ingredientes tradicionales de países asiáticos, y aunque puedan parecer exóticos, en realidad son alimentos muy versátiles y fáciles de preparar. Hallará dichos alimentos en dietéticas, tiendas de alimentación natural, y en supermercados orientales.

Tofu

Tofu, también llamado requesón de soja, se confecciona a partir de cuajo de leche de soja (de manera parecida a como se hace el queso a partir del requesón de leche de vaca). Las cuajadas resultantes se presionan en bloques blancos rectangulares. El tofu se nos presenta en tres variedades principales: firme, suave y sedoso. El tofu firme tiene una textura gomosa y por dentro es esponjoso. El tofu suave se parece más a un flan espeso, y el sedoso es suave y cremoso como un yogur espeso.

Estupenda fuente de proteína, hierro y calcio, el tofu también es uno de los alimentos de soja más versátiles. Encontrará tofu en las dietéticas, las tiendas de alimentación natural y los supermercados orientales. Algunas marcas de tofu están empaquetadas en tetrabrik, y por lo tanto no requieren refrigeración hasta que se abren.

El tofu se vende adoptando diversas apariencias, incluyendo el normal, el adobado, el ahumado, a las finas hierbas, con sabor de cebolla y ajo, y horneado.

Guarde el tofu en el refrigerador. Una vez que haya abierto el paquete guarde el tofu en un contenedor hermético con agua y le durará hasta una semana. Deberá cambiar el agua a diario. Si el tofu empieza a oler mal, tírelo. El tofu que no se utiliza también se puede congelar hasta cinco meses. Una vez congelado se tornará más masticable y adoptará una tonalidad marronosa.

Cocinar con tofu

Cocinar con tofu es fácil. Utilizándolo solo cuenta con un sabor neutro e insípido, pero al cocinarlo con otros ingredientes, el tofu absorbe los aromas de la salsa, las verduras y el resto de componentes de la receta. Puede despedazarlo y mezclarlo con hierbas para desayunar, cortarlo en cubitos y añadirlo a la sopa de miso del almuerzo, o saltear algunos pedacitos con coliflor para cenar (véase receta en pág. 78). El tofu puede marinarse, hornearse, freírse, hacerse a la plancha y al vapor. El tofu sedoso puede mezclarse en los preparados de yogur o convertirse en puré para crear salsas. Si no acaba de convencerse acerca de las virtudes del tofu, pruebe con la receta del «Pastel de chocolate, frambuesa y trufa» de la página 77.

Éstos son algunos consejos para cocinar con tofu:

- Mézclelo con carne picada para sustituir parte de la carne en las lasañas o estofados.

- Utilice tofu firme cuando quiera que el tofu conserve su forma. El tofu firme va mejor con las sopas, los guisos, los rehogados y para utilizar a la plancha.
- El tofu blando va muy bien en sopas y en recetas que incluyen tofu combinado.
- El tofu sedoso, que es más cremoso y da la impresión de ser un yogur espeso, es estupendo para los combinados de yogur, las salsas y los postres. Utilícelo siempre que quiera conseguir algo cremoso. El tofu sedoso hecho puré puede utilizarse como sustituto parcial –en recetas– de la nata agria, el queso cremoso, el queso ricotta, o la mayonesa.

Tempeh

El tempeh es una barra de habas de soja integrales. Tradicionalmente, el tempeh se hacía mezclando habas de soja con un cereal (arroz o mijo), envolviendo la mezcla en hojas de platanero, y fermentándola durante algunos días. En Indonesia, donde el tempeh es un alimento básico, se consume como tentempié y con arroz. El tempeh suele ser comercializado en paquetes de barritas alargadas.

Alto en proteína y vitamina B_{12}, y rico en calcio, el tempeh tiene un sabor a nueces, y al igual que el tofu, absorbe los sabores de los alimentos con los que se cocina. No se deje desanimar por el aspecto que presenta: la delgada y escamosa cubierta de este pastelito de habas integrales es sólo un subproducto del proceso de fermentación, y su consumo no presenta peligro alguno.

Encontrará tempeh en tiendas de dietética y de alimentos naturales, así como en algunos supermercados orientales, junto al tofu y al miso. El tempeh se comercializa de varias maneras: tempeh marinado, ahumado y a la plancha. Su textura masticable lo convierte en un sustituto ideal para la carne en los platos rehogados y otras preparaciones, y va muy bien con el arroz.

Guarde el tempeh en el refrigerador. Una vez abierto permanecerá fresco durante unos diez días.

COCINAR CON TEMPEH

El tempeh necesita ser cocinado antes de consumirse. Al igual que la carne, puede marinarse, trocearse, asarse y saltearse. También puede hacerse al vapor. Utilice los pedazos de tempeh en rebozados, platos de verduras, etc., y añádalos a salsas y guisos (véase pág. 116, «Estofado de lentejas al curry con tempeh»). Si le añade tempeh a un guiso que esté hirviendo a fuego lento, no necesitará precocinarlo.

Miso

Alimento básico de la cocina japonesa, el miso es una pasta salada hecha a partir de habas de soja mezcladas con un cereal –normalmente arroz o cebada–, sal y koji (un cultivo de moho que ayuda en el proceso de la fermentación), y que envejece en barricas de cedro durante tres años. El miso tiene una textura parecida a la mantequilla de cachuetes y se comercializa en una variedad de colores y sabores, del claro al oscuro, y de sutil a fuerte.

Alimento alto en sodio y en proteínas, el miso es proteína en una proporción entre el 12 y el 21 %, parecida a la del pollo (20 %). Esta pasta tan concentrada se utiliza (en pequeñas cantidades) para condimentar sopas, salsas y platos de verduras.

El miso suele venderse en bolsas o contenedores de plástico. Lo hallará en las dietéticas, tiendas de alimentación natural y supermercados orientales. Puede ser pasteurizado o no. Guarde el miso en un contenedor hermético en la nevera.

COCINAR CON MISO

Los misos ligeros, como la variedad blanca o amarilla tienen un sabor sutil, casi dulce, y son más suaves y menos salados que los oscuros, como el miso rojo, que es más salado y cuenta con un sabor más fuerte y directo.

El miso *hatcho* es el preferido en Japón, donde cuenta con su propia y única tradición. Este miso de color marrón oscuro se hace utilizando un tipo de cultivo de moho especial y envejecido durante más tiempo que los otros misos.

Algunos consejos para cocinar con miso:

- Antes de añadir miso a una sopa o salsa, dilúyalo en un poco de agua o caldo de sopa para que resulte más fácil disolverlo.
- Añada el miso a la sopa hacia el final del tiempo de cocción –ayudándose de un colador para deshacer la pasta en el líquido– y no la hierva, porque destruiría las propiedades del miso y amargaría la sopa.
- El miso puede llegar a ser muy salado; tal vez sea aconsejable probar la sopa antes de añadir sal o salsa de soja.
- La pasta de miso puede sustituirse por pasta de anchoas.

Habas de soja integrales

Las posibilidades de las habas de soja parecen infinitas. Pueden cocerse, hervirse, tostarse, molerse y germinar.

Habas de soja

Las habas de soja son legumbres del tamaño de un guisante que crecen en las vainas de la planta de soja, y que son de tres variedades principales: amarilla, marrón, y negra. Pueden utilizarse en ensaladas, chiles, e incluso servidas solas, como apetecible tentempié. Importante fuente de calcio, las habas de soja también cuentan con un contenido proteínico más elevado que otras habas o alubias.

Los alimentos genéticamente modificados, o transgénicos, suscitan controversia. Se trata de cultivos que se han creado para soportar amenazas de plagas o de otras plantas que pudieran destruir las cosechas. Entre el 50 y el 60 % de las habas de soja han sido genéticamente modificadas, aunque también pueden hallarse sin modificar.

Las habas de soja integrales o biológicas, se cultivan sin utilizar pesticidas químicos. Puede hallar habas de soja biológicas en las tiendas de alimentación natural y dietéticas. Lea las etiquetas de los paquetes, o pregunte al vendedor acerca del tipo de habas de soja que está a punto de adquirir. Por lo general, los fabricantes que utilizan variedades no transgénicas o habas de soja biológicas etiquetan sus productos de acuerdo con ello.

Hallará habas de soja integrales en las tiendas de dietética, de alimentación natural y supermercados orientales. Algunas de las variedades integrales de habas vienen presentadas secas, vendidas a peso, enlatadas (amarillas y negras), o tostadas (entonces denominadas nueces de soja). Las habas de soja negras fermentadas también pueden hallarse en los apartados de alimentación oriental de los grandes supermercados. En España, hallará habas de soja secas en los pequeños supermercados orientales (pakistaníes e indios), en paquetes de la marca NATCO, y otras. También hallará salsas de habas de las marcas taiwanesas Sun Luck y Lee Kum Kee.

Las habas de soja cocidas pueden utilizarse de la misma manera que cualquier otro tipo de haba o alubia. Añádalas a sopas, guisos, chiles y potajes. La salsa de habas negras va muy bien para rehogar verduras, tofu y gambas (véase receta de pág. 115). Las habas de soja enlatadas pueden guardarse en la alacena. Las habas secas deben guardarse en un contenedor hermético. La salsa de habas negras, una vez abierta, debe guardarse en el refrigerador.

Cocinar con habas de soja

- Utilizar habas de soja enlatadas en las recetas es mucho más rápido y fácil que ponerlas en remojo y cocinarlas. Una lata de 400 g de habas de soja (amarillas o negras) equivale a media taza de habas de soja cocidas.
- Escurrir las habas de soja enlatadas antes de utilizarlas reduce su contenido en sodio en un 40 %.
- Las habas de soja secas deben ser puestas a remojo y cocidas antes de usarse. Si no quiere usarlas secas, entonces quite las piedritas y las rotas. Luego lávelas con agua y póngalas a remojo (cuatro tazas de agua por taza de habas) durante la noche. Escúrralas y añada agua para cocinar (la misma cantidad que utilizó para dejarlas a remojo), y póngalas a hervir. Una vez que el agua hierva, retire la espuma que se forma en la superficie, baje el fuego, y déjelas hervir a fuego lento durante unas tres horas (una hora y media para las habas de

soja negras), añadiendo más agua si fuera necesario. Apague el fuego cuando estén tiernas. También puede cocerlas en una olla a presión durante unos treinta minutos.

Edamame

Las edamame son habas de soja que han sido cosechadas justo antes de que alcanzasen la madurez. Estas grandes habas verdes cuentan con un sabor dulce y son uno de los tentempiés favoritos en Japón.

Hervidas o al vapor, las edamame pueden añadirse a los salteados o bien a las ensaladas (véase «Ensalada nocturna proteínica», en pág. 108). Las habas edamame, ligeramente saladas, pueden ser un estupendo tentempié, muy proteínico y saludable. Se pueden comer directamente de la vaina (las habas edamame deben hervirse en agua salada durante unos cinco minutos antes de servirse. No se coma las vainas, son muy indigestas). Las edamame pueden encontrarse en las dietéticas y supermercados orientales, en variedades sin pelar, aunque a veces se encuentran precocinadas. Guarde la secas en el congelador.

Nueces de soja

Las nueces de soja, también llamadas habas de soja tostadas, son habas de soja tostadas en aceite o bien en seco. Son ligeras y crujientes, perfectas para coronar ensaladas, yogures y helados, o bien como tentempié (véase pág. 79, «"Parfaits" afrutados»). Una taza y media de nueces de soja proporciona los 25 g de proteína de soja recomendada por la FDA para obtener resultados en el descenso del colesterol.

Las nueces de soja tienen un contenido proteínico mayor que los cacahuetes y son una estupenda fuente de isoflavonas. El proceso del tueste añade grasas, así que no son tan bajas en grasas como la mayoría de los alimentos de soja. El valor nutricional de las nueces de soja puede variar, dependiendo de las marcas. Las nueces de soja pueden encontrarse en las dietéticas y tiendas de alimentos naturales.

Mantequilla de nuez de soja

La mantequilla de nuez de soja se hace a partir de nueces de soja tostadas y molidas. Cuenta con la misma textura y consistencia que la mantequilla de cacahuete, con un rico y gustoso sabor. La mantequilla de nuez de soja es alta en proteínas, y aunque no es un alimento bajo en grasas, cuenta con un tercio menos de grasas que la mantequilla de cacahuetes.

La mantequilla de nuez de soja se comercializa en tarros, al igual que la de cacahuete, y la podrá hallar en tiendas de dietética y alimentos naturales. Consúmala del mismo modo que haría con la de cacahuete: con galletas saladas, pan o para cocinar. Véase la página 83, «Bolas de mantequilla de nuez», donde hallará la receta de un tentempié dulce y crujiente. Guarde la mantequilla de nuez de soja en la alacena. Una vez abierta, deberá utilizar la nevera.

Cocinar con mantequilla de nuez de soja

La mantequilla de nuez de soja se puede utilizar en recetas para preparar salsas, galletas y postres (véase «Fideos soba especiados con nueces de soja», en pág. 102).

Brotes de soja

Al igual que con otras habas, alubias y semillas, las habas de soja también se pueden germinar. Para que germinen hace falta una semana. Los brotes de soja tienen un alto contenido de proteína y vitamina C, y pueden utilizarse como los brotes de judías mung o de alfalfa: añádalas a bocadillos y ensaladas. Hallará brotes de soja en tiendas de alimentación natural, dietéticas, supermercados orientales y algunos supermercados.

Cocinar con brotes de soja

Los brotes de soja deben hacerse (con otros alimentos) rápidamente a fuego lento para evitar que se marchiten. Añádalos a la sopas, guisos, o salteados en el último minuto.

LOS DIEZ ALIMENTOS DE SOJA MÁS DISPONIBLES

Salsa de soja
Aceite de soja
Tofu
Miso
Leche de soja
Alternativas de soja para la carne
Queso de soja, yogur, helado
Nueces de soja tostadas
Proteína de soja en polvo
Barras energéticas de soja

Lácteos de soja

¿A quién no le encanta esparcir un poco de queso sobre prácticamente todos los platos, o bien disfrutar de un cucurucho de helado en un día de calor? Los productos lácteos son algunos de los alimentos con los que más se disfruta, pero por desgracia también están cargados de grasas saturadas y colesterol. Para aquellas personas que quieren darse un gusto lácteo diario pero sin cargar con sentido de culpa, y para aquellas con intolerancia a la lactosa, los lácteos de soja, que tienen el aspecto y saben igual que los helados, yogures y quesos de leche vacuna, son una alternativa estupenda. También hay otros productos de soja disponibles, como crema de queso de soja, nata agria de soja, y leche en polvo de soja para el café (con sabores como amaretto o vainilla).

Helado de soja

El helado de soja sabe muy rico y es muy cremoso, igual que un helado de leche de vaca. Es una delicia tanto solo, como cubierto de fruta o nueces de soja, o bien en forma de batido. El helado de soja puede ser más bajo en grasas que el helado de leche vacuna, pero no siempre. Lea las etiquetas para saber qué productos son los que le convienen. A veces pueden encontrarse helados de soja en las dietéticas y tiendas de alimentación natural. Guarde el helado de soja, y otras delicias heladas de soja en el congelador.

Yogur de soja

El yogur de soja se hace a partir de leche de soja, de la misma manera que el yogur se hace a partir de leche de vaca. De textura cremosa y disponible en muchos sabores, tiene un elevado contenido en proteínas (12 g por taza) y bajo en grasas. Para obtener un desayuno potente añada yogur de soja, coronado con fruta y nueces de soja, a su desayuno normal. Se puede utilizar yogur de soja para sustituir la nata agria o el queso cremoso, ambos muy grasos; para recubrir o para untar, y en salsas, aliños y repostería. Al igual que con el yogur vacuno, el de soja deberá guardarse en la nevera. Una vez abierto permanece fresco entre cinco y siete días.

Queso de soja

Como también sucede con el yogur de soja, el queso de soja se obtiene a partir de la leche de soja. Tiene una apariencia similar al queso, pero un gusto más suave. El queso de soja se comercializa en muchas variedades y sabores, incluyendo cheddar, ahumado, finas hierbas, mozzarella, parmesano, provolone y suizo. Libre de colesterol y más bajo en grasas que el queso de vaca, oveja y cabra, el queso de soja puede ser normal o bajo en calorías. Los vegetarianos estrictos deberán tener en cuenta que la mayoría de los quesos de soja contienen una proteína láctea llamada caseína. También hay queso de soja sin caseína.

Hallará quesos de soja en algunas dietéticas y tiendas de alimentación natural. Guarde el queso de soja en la nevera. Consúmalo de la misma manera que el de vaca, oveja o cabra: córtelo en tacos o trozos y sírvalo con galletas saladas, en bocadillos, o rállelo y espolvóreelo sobre la pasta, y mézclelo en lasañas y en platos al horno. El queso cremoso de soja se puede utilizar como sustituto del queso cremoso normal.

COCINAR CON QUESO DE SOJA

Se puede usar queso de soja en combinación con, o para sustituir, el queso de vaca, oveja o cabra. Utilice queso mozzarella o parmesano de soja en los platos de pasta, y otros en bocadillos o emparedados. Algunos quesos de soja, como el queso cremoso, pueden deshacerse al cocinarse, así que lea las etiquetas y siga las instrucciones. El queso de soja utilizado para cubrir alimentos horneados, como pizza o lasaña, debe añadirse hacia el final del horneado porque cocerlo en demasía puede cambiar su consistencia. Recocido, el queso de soja puede convertirse en una bola dura similar al plástico (véanse recetas con queso de soja, «Lasaña de espinacas», pág. 112, y «Zucchini de Erika y pizza de ajo», pág. 110).

> Las ventas de leche de soja han aumentado más del 700 % en la década pasada, con ventas que alcanzaron los 140 millones de dólares en 1995.

Harina y sémola de soja

Puede utilizarse harina de soja para sustituir una porción de la harina de cereal en repostería. La sémola de soja, menos común y difícil de encontrar, también se puede utilizar tanto en repostería como para cocinar. A menos que quiera experimentar de veras con muchos alimentos de soja distintos, no vale la pena el esfuerzo de tratar de hallar sémola de soja y de utilizarla en la cocina.

Harina de soja

La harina de soja, que se obtiene a partir de habas de soja tostadas y molidas, puede usarse en repostería para producir productos húmedos que permanecerán frescos durante más tiempo que los normales. Los fabricantes de alimentos llevan tiempo utilizando harina de soja, que también es una fuente de proteína de alta calidad, con este propósito. Hay dos tipos principales de harina de soja: con toda la grasa, que contiene los aceites naturales de las habas de soja, y sin grasas, en la que se han retirado los aceites.

Hallará harina de soja en las tiendas de alimentación natural y dietéticas, así como en algunos supermercados orientales. Guarde la harina de soja en un contenedor hermético, en la nevera o el congelador.

Cocinar con harina de soja

La harina de soja puede utilizarse en recetas para aumentar el contenido en proteína de soja. Como la harina de soja es más densa y húmeda que la de trigo, no se puede utilizar sola en las recetas. La harina de soja va muy bien para preparar crepes, gofres, y molletes, y también (mezclada con agua) como sustituto del huevo (véase tabla en pág. 74). A continuación, algunos consejos adicionales sobre cocinar con harina de soja:

- Se puede sustituir por harina de soja hasta una cuarta parte de la cantidad total de harina en una receta, siempre y cuando se trate de productos de repostería que no requieran levadura.
- Se puede sustituir el 15 % de la harina (trigo o centeno) por harina de soja en las recetas de pan (como la soja carece de gluten, deberá usar en mayor medida harina de trigo o centeno o el pan no subirá). Para calcular el 15 %, tome dos cucharadas de harina de soja en su medida de una taza antes de añadir el resto de la harina.
- Cuando utilice harina de soja para repostería deberá reducir el tiempo de horneado o bien hacerlo a temperatura inferior, porque los productos de repostería que contienen harina de soja se doran antes.
- La harina de soja puede apelmazarse mientras está empaquetada. Remuévala con suavidad antes de medirla.

Sémola de soja

La sémola de soja, al igual que la harina de soja, se obtiene a partir de habas de soja tostadas y molidas, y tiene mucha proteína. La sémola no se muele tan fina como la harina, sino en copos. Aunque hay muchos productos de soja disponibles, la sémola no es nada fácil de encontrar.

Añada sémola de soja a sopas y guisos, o mézclela con carne picada, como aditivo. La sémola también puede cocinarse con cereales como el arroz y con cereales calientes.

La soja en los alimentos procesados

La soja contiene muchos nutrientes y otras sustancias que los fabricantes de alimentos utilizan en la comida procesada.

Proteína texturizada de soja (PTS)

La proteína texturizada de soja, también llamada proteína texturizada vegetal (PTV), se obtiene a partir de la harina de soja y se utiliza como aditivo o sustituto de la carne y se añade a los alimentos procesados.

La PTV puede ser difícil de encontrar, aunque puede intentarlo en las dietéticas y tiendas de alimentación natural. La PTV puede almacenarse en un contenedor hermético en la alacena durante varios meses. Una vez rehidratada debe refrigerarse y utilizarse en pocos días.

Cocinar con PTV

La PTV puede utilizarse como aditivo de las carnes al hacer albóndigas o en un rollo de carne picada, o para sustituir por completo o una parte de la carne en platos como chile y lasaña. También puede añadirse directamente a sopas y salsas con un elevado contenido líquido. Para utilizarla en otras recetas, la PTV deberá rehidratarse. Se la rehidrata vertiendo siete octavas partes de una taza de agua hirviendo sobre una taza de PTV.

Déjela reposar durante unos cuantos minutos antes de mezclarla con otros ingredientes.

Concentrado de proteína de soja y proteína de soja aislada

Tanto el concentrado de proteína de soja como la proteína de soja aislada se obtienen de copos de soja sin grasa. El concentrado de proteína de soja es proteína en un 70 % y sigue conteniendo fibra. La proteína de soja aislada, el producto más refinado de soja, es proteína de soja en un 90 %, y carece de fibra. No hallará concentrado de proteína de soja en tiendas, pues es utilizado principalmente por los fabricantes de alimentos como ingrediente en sopas y salsas de sobre, así como en otros alimentos empaquetados. La proteína de soja aislada se utiliza en repostería, preparados para lactantes, pasta, y sopas, y es un ingrediente común en las barras energéticas y en muchas bebidas proteínicas utilizadas en la confección de los batidos de yogur, una bebida espesa que consiste en una mezcla de fruta, zumos y yogur.

Proteína vegetal hidrolizada (PVH)

La proteína vegetal hidrolizada es una proteína vegetal que se extrae de las habas de soja y de otras verduras. No está disponible para los consumidores pero es utilizada en la industria alimentaria para saborizar sopas, salsas, verduras enlatadas y otros productos.

Preparados para lactantes

La proteína de soja aislada se utiliza en los preparados para lactantes con base de soja en lugar de leche vacuna. Como resultado de su procesamiento, el preparado puede ser de color marrón y tener un olor fuerte.

Lecitina

La lecitina es un derivado del aceite de soja que se usa mucho en la industria alimentaria como emulsionante. Los emulsionantes son sustancias que conservan las grasas en los alimentos (como ocurre con la margarina, el helado y el chocolate) que se mezclan con otros ingredientes.

Otros productos de soja

Los siguientes alimentos de soja son muy populares en los países asiáticos pero difíciles de encontrar en Europa (excepto en restaurantes japoneses y coreanos).

Natto

El natto se obtiene de habas de soja fermentadas y cuenta con una textura pegajosa y pastosa. En Asia, el natto se consume para desayunar y para cenar. También se utiliza para cubrir el arroz y se añade a los platos de verduras y a la sopa de miso. Se puede encontrar natto en los supermercados orientales.

Yuba

La yuba, un popular alimento de soja en China y Japón, se obtiene de la «piel» que se forma en la superficie de la leche de soja calentada al enfriarse. La láminas secas de yuba pueden freírse en abundante aceite para obtener crujientes pedacitos para ser utilizados como tentempié. La yuba también se puede añadir a sopas y cocidos, o ser utilizada como rebozado. Para conseguir rebozados, hay que poner en remojo láminas secas de yuba, a fin de ablandarlas, para luego envolver en ellas verduras o arroz. Hallará yuba en tiendas de alimentos naturales o supermercados orientales.

Fibra de soja

Existen tres tipos principales de fibra de soja: salvado de soja, que se obtiene de las cascarillas (la capa externa) de las habas de soja; la fibra de soja aislada (también llamada proteína de fibra estructurada, PFE); y la okara, un derivado en escamas de la leche de soja.

Los consumidores no pueden adquirir salvado de soja o fibra de soja aislada en tiendas. La industria alimentaria utiliza dichos productos de soja para añadir soja a diversos productos.

También utilizada por la industria alimentaria, la okara pasa a veces a formar parte de las hamburguesas vegetales, de los productos de repostería, y de otros productos de soja. La okara no es fácil de encontrar. Puede intentarlo en los supermercados orientales que se dediquen a la elaboración de tofu. Utilícela enseguida, pues es muy perecedera.

5

Cocinar con soja

La soja es uno de los alimentos más versátiles y nutritivos que pueden añadirse a una dieta. Con tantos tipos distintos de alimentos de soja disponibles, las opciones son infinitas (y deliciosas).

La soja puede constituir un plato principal como un sofrito de brécol con tofu, un plato ligero como la sopa de miso, o como ingrediente en un postre tan sabroso como el pastel de chocolate, frambuesas y trufa. También puede sustituir a productos cárnicos o lácteos en las dietas de personas que consideren una opción baja en calorías y en colesterol. Puede sustituir el queso de vaca, oveja o cabra por el de soja en sus bocadillos y sándwiches, así como la carne por productos como las hamburguesas y milanesas de soja; y prepararse deliciosos batidos de yogur con leche de soja de sabor vainilla o chocolate.

Cocinar con soja es fácil; se trata de un alimento muy adaptable que combina bien con otros productos. Cuando cocine alimentos de soja como tofu o tempeh se dará cuenta de que absorben los sabores de los otros alimentos y condimentos del plato. La consistencia y textura de la soja hacen que sea fácil añadirla a diversos platos o bien consumirla sola.

Sustituciones de la soja

La soja también puede utilizarse en la cocina como sustituto de productos de origen animal que contienen elevados niveles de grasas saturadas y colesterol. Éstas son algunas de las sustituciones más corrientes de la soja:

Puede sustituir esto:	Con esto:
Huevos	
1 huevo	1 C de harina de soja + 1 C de agua
1 huevo	1 taco de tofu de 5 cm
1 huevo	60 g de tofu sedoso
Queso y nata	
1 T de queso ricotta	1 T de tofu firme, aplastado
Queso cremoso	La mitad del queso cremoso puede sustituirse por tofu sedoso (o utilice queso cremoso de soja)
Nata agria	Una cuarta parte de la nata agria de las cremas para untar puede sustituirse por tofu sedoso
Nata	La mitad de la nata en sopas y salsas puede sustituirse por tofu sedoso
Margarina	
1 C de margarina	¾ de C de aceite vegetal*
1 T de margarina	¾ de T de aceite vegetal*
½ T de margarina	⅓ de T de aceite vegetal*
Grasas	
Manteca de cerdo, mantequilla, margarina	La misma cantidad de margarina de soja
Chocolate	
30 g de chocolate en polvo	3 C de cacao (en polvo) + 1 C de aceite vegetal*
Leche	
Leche	La misma cantidad de leche de soja
1 T de suero de leche	1 T de leche de soja + 2 C de zumo de limón
Harina	
2 C de harina	1 C de harina de soja
Harina para repostería	Una cuarta parte de la harina de los productos de repostería con levadura puede sustituirse por harina de soja
Harina para panes rápidos	Una tercera parte de la harina de los panes rápidos puede sustituirse por harina de soja

* Siempre que se trate de una sustitución por aceite vegetal, utilice la de soja

(Adaptado de: *1999 U.S. Soyfoods Directory*; Ohio Soybean Council; Minnesota Soybean Association)

Cómo cocinar con soja

Las treinta recetas que aparecen en este capítulo pueden convertirse en un punto de partida para que experimente con diversos alimentos de soja y aprenda a cocinar con ellos. Algunos, claro está, contienen más soja que otros. Además de muchos y sabrosos platos de soja que puede que sean una novedad para usted, también he incluido algunos de mis favoritos, como lasaña y chile, que pueden prepararse utilizando alternativas de soja para la carne, sustituyéndola en parte o del todo.

Todas las recetas de este capítulo fueron creadas y probadas por Gail Simon, una chef profesional e instructora de cocina, que ha utilizado soja y alimentos integrales durante más de veinticinco años. El análisis nutricional fue realizado por Pacific Northwest Nutrition Services.

Éstos son algunos consejos que deberá tener en cuenta cuando prepare estas recetas:

- Las recetas sólo son pautas. Cuando experimente con estos platos, siéntase libre para añadir más o utilizar menos especies o sal, según su propio gusto.
- Los platos preparados con productos de soja pueden tener una apariencia distinta de sus homólogos sin soja. Por ejemplo, la quiche tendrá un aspecto marrón, pues el color amarillo de las quiches proviene del huevo.
- Al probar distintos platos a base de productos de soja, como yogur, salchichas de soja, y queso de soja, puede que quiera probar distintas marcas.
- Los tiempos de preparación incluyen actividades como trocear, mezclar y rehogar, y los tiempos de cocción hacen referencia a eso mismo o al horneado.

Cómo utilizar los análisis nutricionales

Por favor, tenga en cuenta que los valores nutricionales deben utilizarse como guía. Dichos valores pueden variar dependiendo de los ingredientes y marcas de los productos de soja que utilice. Observará que muchas de las recetas son bajas en grasas saturadas y que la mayoría de los platos carecen o tienen muy poco colesterol.

La lista que aparece a continuación describe la manera en que se aplicaron los análisis nutricionales a las recetas:

- En los análisis se incluyeron ingredientes opcionales.
- Donde existía la elección de elegir entre ingredientes (por ejemplo, «utilice yogur de soja o helado de soja»), el análisis nutricional incluye únicamente el primer ingrediente enumerado.
- La porción utilizada en las recetas de sopas y guisos es una taza.
- Las pizcas y pellizcos se analizaron como un octavo de cucharadita.
- Un chorrito de vino se analizó como 15 cl de líquido.
- En los análisis se utilizó leche de soja con el 2 % de grasas, y la harina era con toda la grasa; puede utilizar versiones menos grasas.
- Cualquier variación que introduzca en las recetas modificará los valores nutricionales.
- Cuando cocine con tofu, quite el agua y sáquelo del contenedor antes de trocearlo.
- Las porciones recomendadas están basadas en los análisis nutricionales de cada receta.

Recetas de soja

Postres y tentempiés

Ya no está sentado o sentada a la mesa de sus padres, ¡así que comamos el postre lo primero! Sí, admito que al principio sentí cierto escepticismo acerca de los dulces de soja, pero desapareció en cuanto probé las creaciones de Gail. Tuve que tragarme mis reticencias junto con la segunda ración de pastel.

# # #

PASTEL DE CHOCOLATE, FRAMBUESA Y TRUFA

Rico y delicioso.
Los amantes del chocolate no podrán dejar de repetir.

12 RACIONES PREPARACIÓN: 15 MINUTOS

360 gramos de tofu sedoso
3 tazas de leche chocolateada o de pepitas de chocolate semidulces, deshechas al baño María o en el microondas
½ cucharadita de extracto de almendras
1 molde de galleta integral, horneado
½ taza de mermelada de frambuesa, caliente
Frambuesas frescas para adornar, en temporada

1. Mezclar el tofu, las pepitas de chocolate deshechas, y el extracto de almendras en una batidora o robot de cocina. Mezclar hasta obtener una textura homogénea.

2. Verter la mezcla en el molde de galleta.

3. Enfriar en el refrigerador durante 2 horas o más.

4. Servir, extender la mermelada sobre el pastel y decorarlo con frambuesas frescas..

POR PORCIÓN

Calorías	Proteínas totales	Proteínas de soja	Grasas totales
317	4 g	1 g	18 g
Grasas saturadas	**Colesterol**	**Sodio**	**Fibra**
8 g	0 mg	125 mg	3 mg

\# \# \#

«BROWNIES» DOBLES DE CHOCOLATE DE SOJA

OCHO PIEZAS DE 5 X 10 CM (UNA PORCIÓN: 1 «BROWNIE»)

PREPARACIÓN: 15 MINUTOS HORNEADO: 30 MINUTOS

1 1/2 tazas de virutas de chocolate
1/4 de taza de mantequilla
3/4 de taza de azúcar blanquilla o morena
1/3 de taza de leche de soja
1 huevo extragrande
1 cucharadita de extracto de vainilla
1/3 de taza de harina blanca
1/3 de taza de harina integral de trigo para repostería
1/3 de taza de chocolate amargo en polvo
1 cucharadita de canela
3/4 de cucharadita de levadura
Una pizca de sal

1. Precalentar el horno a 175 °C y untar de mantequilla una bandeja de 20 × 20 cm.

2. Deshacer las virutas de chocolate, la mantequilla y el azúcar en una cacerola al baño María hasta que formen una crema homogénea.

3. Combinar la leche, el huevo, y el extracto de vainilla en un cuenco pequeño.

4. Mezclar los ingredientes secos en un cuenco más grande.

5. Verter la mezcla de la leche sobre la mezcla seca y remover bien.

6. Añadir los ingredientes deshechos; remover bien la masa, pero tampoco demasiado.

7. Pasar a la bandeja con mantequilla. Asegurarse de que la masa ocupa la bandeja uniformemente.

8. Hornear durante 30 minutos si se utiliza una bandeja de cristal, y 35 minutos si es metálica.

9. Dejar enfriar bien antes de cortar. Estas «brownies» se pueden congelar muy bien.

POR PORCIÓN

Calorías	**Proteínas totales**	**Proteínas de soja**	**Grasas totales**
384	6 g	0 g	19 g
Grasas saturadas	**Colesterol**	**Sodio**	**Fibra**
10 g	44 mg	151 mg	4 mg

# # #

«PARFAITS» AFRUTADOS

Los «parfaits» son unos estupendos postres para fiestas. Monte una mesa de postres y todo el mundo podrá crear su combinación favorita. A los niños también les encantan.

RACIONES: 1 ½ TAZAS PREPARACIÓN: 5 MINUTOS

Yogur o helado de soja
Fruta fresca o macedonia
Nueces de soja
Coco tostado
Virutas de chocolate o de algarroba

1. Poner unas cuantas cucharadas de su yogur de soja favorito o de helado de soja en un vaso alto de helado. Añadir una capa de fruta troceada.

2. Continuar añadiendo capas, alternando el yogur con la fruta. Cubrir todo con nueces de soja, coco tostado, o virutas de chocolate o algarroba.

VARIACIONES: Intente las siguientes combinaciones de «parfaits».

- Yogur de soja con gusto a fresa, fresas en trozos o en puré, y rodajas de plátano con nueces de soja tostadas.
- Helado de soja de vainilla, mermelada de frambuesa, trozos de mango, granola de almendras.
- Helado de soja de chocolate o algarroba, mermelada de frambuesa, coco y cacahuetes por encima.
- Alternar tres tipos de yogur de soja de bayas con pipas de girasol tostadas; cortar rodajas muy delgadas de manzana ácida y colocarlas alrededor.

POR PORCIÓN

Calorías	Proteínas totales	Proteínas de soja	Grasas totales
303	9 g	8 g	6 g
Grasas saturadas	**Colesterol**	**Sodio**	**Fibra**
3 g	0 mg	186 mg	4 mg

\# # #

MOLLETES DE ZANAHORIA Y PASAS GLASEADOS CON CREMA DE SOJA

8 MOLLETES (PORCIÓN: 1 MOLLETE)

PREPARACIÓN: 10 MINUTOS   COCCIÓN: 20 MINUTOS

1 taza de harina integral de trigo para repostería
2/3 de taza de harina blanca sin blanquear
1/3 de taza de harina de soja
1 cucharada de levadura
1 cucharadita de canela
1/4 de cucharadita de nuez moscada
1/8 de cucharadita de jengibre
1/2 cucharadita de sal
1 taza de zanahoria rallada
1/2 taza de pasas
1 huevo o sustituto de huevo
3 cucharadas de miel
3 cucharadas de aceite
3/4 de taza de leche de soja

1. Precalentar el horno a 200 ºC.

2. Combinar los ingredientes secos en una ensaladera, y a continuación añadir zanahorias y pasas.

3. Mezclar los ingredientes líquidos en una escudilla grande.

4. Añadir los ingredientes líquidos a los secos y mezclar juntos removiendo lo menos posible.

5. Verter la masa en una bandeja de horno bien aceitada. Hornear durante 20 minutos.

Glaseado

2 cucharadas de mantequilla blanda
½ taza de queso de crema de soja
¾ de taza de azúcar en polvo
½ cucharadita de extracto de vainilla

1. Batir la mantequilla y el queso crema en una ensaladera.

2. Añadir el azúcar y el extracto de vainilla; mezclar hasta obtener una masa homogénea.

3. Extender el glaseado sobre los molletes una vez que éstos se enfríen.

POR PORCIÓN

Calorías	Proteínas totales	Proteínas de soja	Grasas totales
226	6 g	1 g	7 g
Grasas saturadas	**Colesterol**	**Sodio**	**Fibra**
1 g	27 mg	313 mg	3 mg

\# # #

BOLAS DE MANTEQUILLA DE NUEZ

La mantequilla de nuez de soja da a estos manjares un sabor delicioso.

24 BOLAS DE 2,5 CM (PORCIÓN: 1 BOLA)
PREPARACIÓN: 15 MINUTOS

½ taza de mantequilla de nuez de soja
½ taza de miel o sirope de arroz
¼ de taza de uvas pasas
¼ de taza de coco rallado y deshidratado
2 cucharadas de semillas de girasol sin tostar
2 cucharadas de algarroba o chocolate en polvo amargo
½ taza de coco, semillas de girasol, cereales crujientes o minivirutas de chocolate para recubrir

1. Primero combinar los seis ingredientes en una escudilla (utilizar los ingredientes fríos).
2. Mezclar bien hasta que los ingredientes conformen una bola de masa manejable.
3. Romper en pedazos y convertir en bolas de alrededor de 2,5 cm de diámetro.
4. Sumergir cada una de las bolas en el baño elegido y hacerlas rodar en las manos mientras se aprieta el recubrimiento en las bolas.
5. Guardar en la nevera.

POR PORCIÓN

Calorías	Proteínas totales	Proteínas de soja	Grasas totales
73	0 g	0 g	5 g
Grasas saturadas	**Colesterol**	**Sodio**	**Fibra**
1 g	0 mg	2 mg	0 mg

Desayuno y desayuno-almuerzo

Todo el mundo sabe que el desayuno es la comida más importante del día, pero ¿quién dispone del tiempo necesario para sentarse y consumir una nutritiva comida? Consumir soja para desayunar es una manera estupenda de comenzar el día con un poco de proteína para ayudarnos a hacer frente a la mañana. Bátase un combinado de yogur antes de salir por la puerta. Vierta leche de soja sobre los cereales, utilice leche en polvo de soja en el café, o eche un puñado de nueces de soja en su yogur de soja con fruta.

\# # #

BATIDOS Y COMBINADOS DE YOGUR PARA DESAYUNAR

Empiece el día con una bebida con mucha proteína, que incluye una o dos porciones de fruta. Mezcle los ingredientes del batido o el combinado en un robot de cocina o batidora durante algunos segundos o hasta que obtenga una masa homogénea. Utilice leche de soja bien fría.

DE 300 A 350 G (PORCIÓN: 30 G)
PREPARACIÓN: 5 MINUTOS

Melón rubicundo

240 ml de leche de soja
1 cucharada de proteína de soja en polvo sabor vainilla
2 cucharadas de concentrado de zumo de naranja (o miel)
1 taza de melón cantalupo cortado en cubos (o melocotones)

POR PORCIÓN

Calorías	Proteínas totales	Proteínas de soja	Grasas totales
230	18 g	15 g	5 g
Grasas saturadas	**Colesterol**	**Sodio**	**Fibra**
1 g	0 mg	174 mg	5 mg

Combinado de chocolate, plátano y dátiles

240 ml de leche de soja chocolateada
1 banana congelada y troceada
½ cucharadita de canela
¼ de taza de tofu sedoso
*2 o 3 dátiles deshuesados**

POR PORCIÓN

Calorías	Proteínas totales	Proteínas de soja	Grasas totales
666	28 g	27 g	21 g
Grasas saturadas	**Colesterol**	**Sodio**	**Fibra**
0 g	0 mg	349 mg	8 mg

Un buen batido de moras

240 ml de leche de soja sabor vainilla
2 cucharadas de concentrado de zumo de manzana congelado (o miel)
1 cucharada de proteína de soja en polvo, de cualquier sabor
1 taza de moras congeladas (o frescas, en temporada)

POR PORCIÓN

Calorías	Proteínas totales	Proteínas de soja	Grasas totales
343	17 g	15 g	6 g
Grasas saturadas	**Colesterol**	**Sodio**	**Fibra**
0 g	0 mg	260 mg	8 mg

* Si no le gusta encontrarse pedacitos de piel de dátil en su combinado, utilice dátiles troceados en lugar de deshuesados.

\# # #

QUICHE DE DESAYUNO-ALMUERZO

Esta sabrosa quiche es el plato perfecto para el desayuno-almuerzo del domingo

4 PORCIONES (PORCIÓN: 1 PIEZA)

PREPARACIÓN: 15 MINUTOS HORNEADO: 1 HORA

3 dientes de ajo, troceados
10 champiñones de tamaño mediano, troceados
1 cebolla mediana, cortada en media lunas
5 cebolletas tiernas (sólo la parte blanca), picadas
De 1 a 2 cucharadas de aceite
½ taza de jamón de soja, en taquitos (o cualquier otro embutido de soja)
450 g de tofu firme
2 dientes de ajo medianos, triturados
2 cucharadas de la parte verde de las cebolletas
3 cucharadas de salsa de soja
1 cucharadita de tomillo
1 base de masa, agujereada con tenedor y prehorneada durante 12 minutos a 165 °C

1. Saltear en aceite durante 5 minutos el ajo troceado, los champiñones, la cebolla y las cebolletas.

2. Añadir el embutido de soja y saltearlo todo 2 minutos más.

3. Mezclar el tofu, el ajo aplastado, la parte verde de las cebolletas, la salsa de soja y el tomillo en una batidora o robot de cocina.

4. Extender la mezcla vegetal y el embutido de soja sobre la base de masa, y a continuación extender la mezcla de tofu por encima. Presionar con suavidad la mezcla de tofu para que penetre en las verduras.

5. Hornear durante una hora a 200 °C.

6. Cortar con un cuchillo afilado y mojado.

POR PORCIÓN

Calorías	**Proteínas totales**	**Proteínas de soja**	**Grasas totales**
416	19 g	14 g	25 g
Grasas saturadas	**Colesterol**	**Sodio**	**Fibra**
5 g	0 mg	1.152 mg	3 mg

# # #

CREPES DE SOJA Y CANELA

Estas jugosas crepes resultan deliciosas cuando se cubren con sirope, jamón o yogur de soja

12 CREPES PEQUEÑAS (PORCIÓN: 1 CREPE)

PREPARACIÓN: 5 MINUTOS COCCIÓN: DE 5 A 10 MINUTOS

1 taza de harina blanca
1/4 de taza de harina de soja
3/4 de cucharadita de canela
Un pellizco de sal
2 cucharaditas de azúcar (o azúcar de caña deshidratada)
2 cucharaditas de levadura
1 1/2 tazas de leche de soja

2 cucharaditas de aceite
½ cucharadita de extracto de vainilla
Aceite o mantequilla

1. Mezclar los ingredientes secos, y a continuación añadir los líquidos. Remover la mezcla hasta que todo ligue.

2. Poner mantequilla o aceite en una sartén, y calentar.

3. Verter una pequeña cantidad de la masa sobre la sartén caliente o plancha.

4. Hacer muy lentamente a fuego lento, de manera que el interior de las crepes esté bien hecho (la harina de soja hace que estas crepes sean menos secas que las normales).

POR PORCIÓN

Calorías	**Proteínas totales**	**Proteínas de soja**	**Grasas totales**
64	2 g	1 g	2 g
Grasas saturadas	**Colesterol**	**Sodio**	**Fibra**
0 g	0 mg	95 mg	1 mg

# # #

TORRIJAS CON CREMA DE TOFU Y ARCE

6 PORCIONES
(PORCIÓN: 1 REBANADA DE PAN CON 30 A 60 G DE CREMA)
PREPARACIÓN: 10 MINUTOS COCCIÓN: DE 5 A 10 MINUTOS

Torrija

Aceite o mantequilla
3 huevos, batidos
1 cucharadita de extracto de vainilla o arce
¾ de taza de leche de soja
6 rebanadas de pan integral

1. Untar una sartén o parrilla con el aceite o la mantequilla, y calentar a fuego medio.

2. Mezclar los huevos, el extracto de vainilla o de arce y la leche de soja en una ensaladera.

3. Sumergir el pan en la mezcla, de rebanada en rebanada, y dejar que escurran.

4. Freír el pan a fuego medio hasta que se dore por cada lado.

Crema de tofu y arce

1 ½ TAZAS PREPARACIÓN: 5 MINUTOS

Un paquete de unos 350 g de tofu sedoso
3 cucharadas de sirope de arce
½ cucharadita de canela
½ cucharadita de extracto de vainilla

1. Mezclar los ingredientes en una batidora o robot de cocina hasta que adquiera una consistencia cremosa.

2. Servir sobre las torrijas calientes o al lado, como salsa.

POR PORCIÓN

Calorías	Proteínas totales	Proteínas de soja	Grasas totales
175	11 g	4 g	6 g

Grasas saturadas	Colesterol	Sodio	Fibra
1 g	106 mg	209 mg	4 mg

# # #

TOFU REVUELTO CON FINAS HIERBAS

Relleno de verduras y condimentado con finas hierbas, este revuelto no tardará en convertirse en uno de sus desayunos y desayuno-almuerzos favoritos

3 PORCIONES (PORCIÓN: 1 TAZA)

PREPARACIÓN: 10 MINUTOS COCCIÓN: 10 MINUTOS

2 cucharadas de aceite
1/3 de taza de pimiento rojo, en taquitos
1/3 de taza de cebolla roja o amarilla, cortada en taquitos
1/2 taza de zanahoria o calabacín, rallados o en taquitos
1/4 de taza de cebolletas, picadas (opcional)
450 g de tofu firme, desmenuzado
1/2 cucharadita de cúrcuma (o 2 hebras de azafrán), para dar color
1/2 taza de finas hierbas, como perejil, albahaca, eneldo
2 dientes de ajo, desmenuzados o triturados
Sal o salsa de soja al gusto

1. Calentar el aceite en una cazuela.

2. Saltear las verduras durante 5 minutos, hasta que la cebolla empiece a dorarse.

3. Añadir el tofu, la cúrcuma, las hierbas, el ajo y la sal o la salsa de soja; revolver bien.

4. Continuar haciendo hasta que las verduras estén tiernas, añadiendo chorritos de agua a la mezcla para que no se pegue a la cazuela.

5. Servir con salchichas de soja o tempeh.

POR PORCIÓN

Calorías	**Proteínas totales**	**Proteínas de soja**	**Grasas totales**
234	14 g	12 g	16 g
Grasas saturadas	**Colesterol**	**Sodio**	**Fibra**
2 g	0 mg	28 mg	2 mg

Almuerzo

Rompa su rutina del almuerzo con estas sabrosas sopas, ensaladas y emparedados

# # #

SOPA DE ALUBIAS ITALOASIÁTICA CON AJO Y SALVIA

Dos judías blancas de distintos continentes unidas en esta sopita sencilla y deliciosa. Servir con una barrita de pan crujiente

2 LITROS (PORCIÓN: 1 TAZA)

PREPARACIÓN: 10 MINUTOS COCCIÓN: 15 MINUTOS

1 cebolla pequeña, cortada en trozos grandes
1 rama de apio, cortada en trozos grandes
4 cucharadas de aceite de oliva
5 dientes de ajo, muy picados
9 hojas de salvia frescas, a tiritas*
1 lata de judías cannellini
1 lata de habas de soja amarillas
2 tazas de caldo, agua o líquido de las judías (o su combinación)
1 taza de hojas de espinacas, cortadas
Sal y pimienta al gusto
1 taza de pasta de cebada hecha (½ taza si no está hecha)
Salpicar cada plato con vinagre balsámico o de vino tinto

* Si no puede conseguir hojas frescas de salvia, limítese a saltear el ajo solo y añada ½ cucharadita de salvia seca a la cazuela después de añadir el líquido.

1. Saltear la cebolla y el apio en aceite, a fuego lento, durante 5 minutos.

2. Añadir el ajo y la salvia; saltear 3 minutos más. No dorar el ajo.

3. Añadir las judías y habas, el caldo (u otro líquido), las espinacas, la sal y la pimienta. Hervir.

4. Bajar el fuego a fuego lento y cocer durante 5 minutos.

5. Hacer un puré con la sopa en una batidora o robot de cocina hasta lograr la textura adecuada.

6. Añadir la pasta de cebada y servir.

7. Tener vinagre a mano para aderezar.

POR PORCIÓN

Calorías	Proteínas totales	Proteínas de soja	Grasas totales
243	12 g	7 g	12 g
Grasas saturadas	**Colesterol**	**Sodio**	**Fibra**
2 g	17 mg	356 mg	5 mg

# # #

SOPA DE MISO LIGERA Y RECIÉN HECHA

Tradicionalmente, la sopa de miso se hace con dashi, un caldo de base hecho de algas kombu, y copos de pescado seco. Esta variación, rápida y fácil de preparar, utiliza caldo de verduras o cubitos de caldo.

1 LITRO (PORCIÓN: 1 TAZA)

PREPARACIÓN: 10 MINUTOS — COCCIÓN: 10 MINUTOS

1 taza de cebolletas tiernas en rodajas (sólo la parte blanca)
2 dientes de ajo, muy picados
1 cucharadita de aceite de sésamo tostado
1 pedazo de 2 cm de raíz de jengibre, rallado y exprimido para obtener el jugo
1 taza de tofu firme, cortado en taquitos
4 tazas de caldo caliente, o 4 tazas de mezcla de agua y caldo
4 cucharaditas de pasta de miso blanco, rojo o amarillo

1. En una sartén, saltear la parte blanca de la cebolleta y el ajo en el aceite de sésamo, a fuego lento, durante 2 minutos.

2. Añadir el resto de los ingredientes, excepto la pasta de miso, y llevar a hervir.

3. Tomar un cucharón de líquido de la cazuela y verterlo en un tazón. Disolver el miso en el líquido.

4. Reducir el fuego y dejar hervir a fuego lento la sopa. Añadir el miso disuelto.

5. Aumentar el fuego durante unos minutos sin que la sopa llegue a hervir (si lo hiciese le daría un gusto amargo). Servir con un plato de acompañamiento de arroz o tallarines. Opcional: trocear la parte verde de las cebolletas y utilizarlas como guarnición.

POR PORCIÓN

Calorías	Proteínas totales	Proteínas de soja	Grasas totales
101	8 g	6 g	5 g
Grasas saturadas	**Colesterol**	**Sodio**	**Fibra**
1 g	0 mg	1.218 mg	1 mg

# # #

ENSALADA DE PASTA CALIENTE CON ALIÑO DE TOFU Y ALBAHACA

SEIS PORCIONES (PORCIÓN: 1 TAZA)

PREPARACIÓN: 15 MINUTOS COCCIÓN: 15 MINUTOS

2 cucharadas de aceite de oliva
5 dientes de ajo, triturados
½ calabacín, cortado en bocados
½ tomate maduro, cortado en bocados
½ taza de hojas sueltas de albahaca, plateadas
225 g de pasta, como tirabuzones o conchas, hechas y escurridas
1 cucharada de vinagre de vino
225 g de tofu blando o sedoso, escurrido
3 cucharadas de zumo de limón recién exprimido
1 cucharadita de corteza de limón biológico
Sal y pimienta negra al gusto

1. En una sartén precalentada, calentar el aceite de oliva; saltear el ajo y el calabacín 2 o 3 minutos a fuego medio.

2. Añadir el tomate y la albahaca y dejar hacer durante 1 minuto mientras se revuelve.

3. Añadir el contenido de la sartén a la pasta hecha.

4. Verter el vinagre en la sartén caliente y desglasear, quitando los restos de comida. Verter este líquido sobre la pasta y mezclar.

5. Combinar el tofu, el zumo y la corteza de limón, la sal y la pimienta en una batidora o robot de cocina. Mezclar hasta obtener una pasta homogénea.

6. Añadir la mezcla a la ensalada. Consumir caliente o fría.

VARIACIONES: Añadir a la ensalada algo de lo siguiente:

½ *taza de aceitunas*
½ *taza de tomates secados al sol en aceite de oliva*
½ *taza de piñones tostados o bien trozos de nuez*

POR PORCIÓN

Calorías	Proteínas totales	Proteínas de soja	Grasas totales
75	2 g	2 g	6 g
Grasas saturadas	**Colesterol**	**Sodio**	**Fibra**
1 g	0 mg	54 mg	1 mg

\# \# \#

ENSALADA DE TEMPEH Y PAVO CON ALIÑO DE SEMILLAS DE AMAPOLA

Sustituir una parte o todo el pavo de esta ensalada estival por tempeh para proporcionarle un cambio. Un plato perfecto para ir de picnic.

UNAS TRES TAZAS (PORCIÓN: 1 TAZA) PREPARACIÓN: 20 MINUTOS

240 g de tempeh, cortado en taquitos de 1,5 cm

O utilizar

120 g de tempeh, cortado en taquitos de 1,5 cm, y 120 g de carne de pavo hecha y cortada en taquitos

Caldo vegetal

1 manzana ácida y crujiente, pequeña, cortada en taquitos de 1,5 cm; o 2/3 de taza de uvas, cortadas por la mitad

1 rama de apio, cortado muy fino

1/3 de taza de cebolla dulce amarilla o roja, picada

1. Cocer a fuego lento los trozos del tempeh durante 5 minutos en caldo vegetal (utilizar el caldo suficiente como para cubrir los trozos). Este proceso facilita la digestión del tempeh.

2. Mezclar todos los ingredientes en una ensaladera.

3. Mezclarlos ligeramente con 1/2 taza de aliño de semillas de amapola (véase receta en pág. 107). Servir fría.

VARIACIONES: Pruebe las siguientes ideas.

- Sirva la ensalada en una copa grande con platos decorativos.
- Sirva la ensalada en una taza de tomate. Corte un tomate grande y maduro en rodajas, de arriba abajo, cortando sólo tres cuartas partes del total. Haga un corte similar perpendicular para obtener cuatro secciones. Retire con cuidado las secciones para obtener una flor en el centro del tomate. Añada una cucharada de lechuga al centro del tomate y colóquelo en un plato cubierto con lechuga crujiente.

POR PORCIÓN

Calorías	Proteínas totales	Proteínas de soja	Grasas totales
261	13 g	13 g	18 g
Grasas saturadas	**Colesterol**	**Sodio**	**Fibra**
2 g	8 mg	101 mg	4 mg

# # #

ENROLLADOS DE GUACAMOLE DE TOFU

Un enrollado hecho con un pan plano, como puede ser la tortilla mexicana, o el chapati indio. Añádale su relleno favorito a base de verdura a la plancha, ensalada de huevo, hummus, o este tofu con guacamole, y enrólleselo.

RELLENO PARA DOS ENROLLADOS (PORCIÓN: 1 PAN DE PITA)
PREPARACIÓN: 10 MINUTOS

1 aguacate maduro pequeño o medio de una variedad más grande
¼ de taza de tofu blando y firme
1 o 2 cucharadas de zumo de lima o limón recién exprimido
2 cucharadas de salsa de tomate
1 cucharada de cebolla o cebolleta picada
Chile jalapeño picado o salsa picante al gusto (opcional)
1 cucharada de «Pasta de miso y ajo» (véase receta en pág. 104)
2 panes planos
2 hojitas de lechuga, lavadas y escurridas
4 rodajas de tomate maduro
1 puñado de brotes de soja (u otros brotes)

1. En un cuenco pequeño, hacer puré con los seis primeros ingredientes a fin de obtener el guacamole de tofu.

2. Extender la pasta de miso sobre el pan plano. Añadir la hoja de lechuga, y a continuación cubrirla con el guacamole de tofu, las rodajas de tomate y los brotes. Asegurarse de que los ingredientes se hallan repartidos de manera regular en el pan.

3. Enrollar el pan con cuidado.

POR PORCIÓN

Calorías	Proteínas totales	Proteínas de soja	Grasas totales
243	7 g	3 g	12 g
Grasas saturadas	**Colesterol**	**Sodio**	**Fibra**
2 g	0 mg	225 mg	5 mg

\# # #

EMPAREDADOS DE SALCHICHAS ITALIANAS CON PIMIENTOS Y CEBOLLAS

Estos bocadillos me recuerdan los festivales callejeros italianos de Nueva York, donde el aroma de ajo y cebollas fritas llenan el aire.

RELLENO PARA 4 EMPAREDADOS (PORCIÓN: 1 EMPAREDADO)
PREPARACIÓN Y COCCIÓN: 15 MINUTOS

2 cucharadas de aceite de oliva
1 pimiento rojo o morrón mediano, cortado en rodajas finas
1 cebolla grande, cortada en media lunas
3 o 4 dientes de ajo, picados
5 salchichas italianas de soja, cada una cortada en 4 piezas iguales
Mayonesa (o mayonesa de soja), o bien aliño de ajo para ensalada
4 panecillos o 4 panes de pita

1. Calentar aceite en una sartén grande.

2. Saltear la pimienta y la cebolla a fuego medio durante 10 minutos, removiendo de vez en cuando.

3. Añadir el ajo y las salchichas; hacer 5 minutos más o hasta que las salchichas estén doradas.

4. Extender mayonesa o el aliño sobre los bollos o la pita y rellenarlos con porciones iguales de la mezcla de verdura y salchichas.

POR PORCIÓN

Calorías	Proteínas totales	Proteínas de soja	Grasas totales
394	12 g	5 g	22 g
Grasas saturadas	**Colesterol**	**Sodio**	**Fibra**
3 g	8 mg	565 mg	3 mg

# # #

FIDEOS SOBA ESPECIADOS CON NUECES DE SOJA

DE 2 A 4 PORCIONES

PREPARACIÓN: 10 MINUTOS COCCIÓN: DE 10 A 15 MINUTOS

¼ de taza de mantequilla de nuez de soja
3 cucharadas de salsa de soja
De 1 a 3 cucharadas de agua
2 ½ cucharadas de vinagre de arroz
1 cucharada de aceite de sésamo tostado
1 cucharada de miel
2 dientes de ajo pequeños
1 cebolla verde, en rodajas
½ cucharadita de jengibre molido o 1 cucharadita de jugo de jengibre fresco
Unos pellizcos de pimienta de Cayena, al gusto
240 g de fideos largos hechos (soba japoneses o tallarines chinos son los mejores, pero los espaguetis también servirán)
Nueces de soja tostadas para aderezar (opcional)

1. Combinar todos los ingredientes –excepto los fideos y las nueces– en una batidora o un robot de cocina y mezclar hasta obtener una crema homogénea. Ajustar el líquido según sea necesario y las especias al gusto. Este aderezo debe ser lo suficientemente diluido como para bañar los fideos, pero también espesa como para que se pegue a ellos.

2. Mezclar el aderezo con los tallarines calientes.

3. Adornar con las nueces de soja si se desea. Servir mejor frío o a temperatura ambiente.

POR PORCIÓN

Calorías	Proteínas totales	Proteínas de soja	Grasas totales
441	8 g	2 g	30 g
Grasas saturadas	**Colesterol**	**Sodio**	**Fibra**
5 g	0 mg	1.623 mg	1 mg

ALIÑOS DE ENSALADAS Y PASTAS PARA UNTAR

Estos aliños y pastas para untar son muy ricos y de sabor fresco, bajos en grasas y colesterol. La porción para todos los aliños y pastas para untar es de 30 gramos.

# # #

PASTA DE AJO Y MISO

¾ DE TAZA PREPARACIÓN: 10 MINUTOS

2 cucharadas justas de miso oscuro
3 cucharadas justas de mantequilla de nuez de soja sin sal
1 diente de ajo, triturado
1 cucharada del verde de los cebollinos o cebolletas picado
1 chorrito de zumo de limón (opcional)
¼ de cucharadita de raíz de jengibre fresca, muy picada, o rallada, y exprimida para obtener el jugo (opcional)
¼ de taza de agua

1. Colocar todos los ingredientes, incluyendo los opcionales, si se desean, excepto el agua, en un cuenco pequeño.
2. Añadir agua y revolver hasta obtener una pasta cremosa, con una consistencia similar a la del queso crema batido (puede que necesite un poco más que ¼ de taza de agua).
3. Probar. Si está demasiado salada, añadir 1 cucharadita más de mantequilla de nuez de soja.
4. Servir la pasta para untar sobre pan plano, galletas saladas o de arroz, cubriéndolo con brotes o queso de soja. También

resulta deliciosa sobre verduras al vapor, mezclada con un cuenco de arroz caliente, o extendida en una ramita de apio.

5. Guardar en la nevera, en un contenedor hermético. Permanecerá fresca entre 2 y 3 semanas.

POR PORCIÓN

Calorías	Proteínas totales	Proteínas de soja	Grasas totales
63	1 g	0 g	6 g
Grasas saturadas	**Colesterol**	**Sodio**	**Fibra**
1 g	0 mg	211 mg	0 mg

# # #

ALIÑO DE MIEL Y MOSTAZA

1 TAZA PREPARACIÓN: 5 MINUTOS

1 cucharada + 1 cucharadita de mostaza de Dijon

2 cucharadas + 2 cucharaditas de miel

2 cucharadas + 2 cucharaditas de vinagre de manzana

1/2 taza de aceite de colza

3/4 de taza de leche de soja normal o sabor vainilla

Combinar todos los ingredientes y batir o mezclar hasta que todo quede bien mezclado.

POR PORCIÓN

Calorías	Proteínas totales	Proteínas de soja	Grasas totales
153	1 g	0 g	14 g
Grasas saturadas	**Colesterol**	**Sodio**	**Fibra**
1 g	0 mg	18 mg	0 mg

# # #

ALIÑO CREMOSO ITALIANO

1 TAZA PREPARACIÓN: 7 MINUTOS

1/3 de taza de tofu sedoso
1/4 de taza de vinagre de vino tinto o blanco
2 cucharadas de aceite de oliva
1 cucharada de caldo vegetal o agua
1 cucharadita de albahaca en polvo
1 cucharadita de orégano en polvo
1 cucharadita de tomillo en polvo
1 diente pequeño o mediano de ajo, triturado
Sal y pimienta al gusto

Colocar todos los ingredientes en un robot de cocina y mezclar hasta obtener un salsa homogénea. Este aliño acompaña la «Ensalada nocturna proteínica» (véase pág. 108).

POR PORCIÓN

Calorías	Proteínas totales	Proteínas de soja	Grasas totales
44	1 g	0 g	4 g
Grasas saturadas	**Colesterol**	**Sodio**	**Fibra**
0 g	0 mg	133 mg	0 mg

\# # #

ALIÑO DE SEMILLAS DE AMAPOLA

½ TAZA PREPARACIÓN: 5 MINUTOS

3 cucharadas de la mayonesa que prefiera
2 cucharadas de yogur de soja o lácteo, natural o gusto vainilla
2 cucharadas de zumo de naranja (recién exprimido mejor)
½ cucharadita de miel
1 cucharadita de semillas de amapola

Combinar todos los ingredientes en un cuenco y mezclar bien. Este aliño acompaña la «Ensalada de tempeh y pavo» (véase pág. 98).

POR PORCIÓN

Calorías	Proteínas totales	Proteínas de soja	Grasas totales
92	1 g	0 g	9 g
Grasas saturadas	**Colesterol**	**Sodio**	**Fibra**
1 g	6 mg	62 mg	0 mg

Cenas

No hay que ser un genio de la cocina asiática para preparar deliciosos platos de soja.

# # #

ENSALADA NOCTURNA PROTEÍNICA

Convierta una ensalada normal y corriente en una comida proteínica.

4 PORCIONES (PORCIÓN: 2 TAZAS)
PREPARACIÓN: 10 MINUTOS (+ EL TIEMPO DE MARINAR)

1 taza de habas de soja blancas o negras de lata
1 taza de habas de soja verdes frescas (edamame; pág. 63), hechas
4 tazas llenas de verduras para ensalada, lavadas, secas y troceadas
½ taza de hierbas aromáticas frescas y cortadas (albahaca y perejil)
2 tazas de hortalizas y hierbas variadas, como pepino, rábano, tomate, cebollas, zanahorias, o apio

1. Horas antes, o incluso la noche anterior, se deberá marinar las habas en ½ taza de «Aliño cremoso italiano» (véase pág. 106) y refrigerar.

2. Mezclar las verduras de la ensalada y las hierbas en una ensaladera.

3. Esparcir el resto de las hortalizas sobre las verduras.

4. Amontonar las habas marinadas en el centro de la ensalada.

5. Verter el marinado y el aliño que se quiera sobre la ensalada.

6. Revolver justo antes de servir.

POR PORCIÓN

Calorías	Proteínas totales	Proteínas de soja	Grasas totales
416	35 g	33 g	5 g
Grasas saturadas	**Colesterol**	**Sodio**	**Fibra**
1 g	0 mg	57 mg	10 mg

# # #

CHILE VEGETARIANO SOBRE PURÉ DE PATATAS

Nada le calentará más que un chile bien picante por encima de uno de sus platos favoritos: puré de patatas. Amplíe esta receta añadiendo más habas de soja, maíz, y salsa.

4 PORCIONES (PORCIÓN: 1 ½ A 2 TAZAS DE CHILE SOBRE ½ TAZA DE PURÉ DE PATATAS)

PREPARACIÓN: 10 MINUTOS COCCIÓN: 20 MINUTOS

1 taza de cebollas cortada en taquitos
1 taza de pimientos morrones cortado en taquitos
3 dientes de ajo, muy picados
½ taza de proteína texturizada de soja en ½ taza de caldo o agua
1 taza de habas de soja blancas, escurridas
1 taza de habas de soja negras o de judías negras, escurridas
1 taza de maíz partido
2 ½ tazas de salsa de tomate espesa
2 cucharaditas de chile en polvo
1 cucharadita de orégano
Pimienta de Cayena o un chile jalapeño picado al gusto
*1 puñado de hojas de cilantro, y puré de patatas esponjoso**

* El análisis nutricional está basado en puré de patatas a base de leche, siendo una porción igual a ½ taza.

1. Saltear la cebolla y el pimiento morrón en una cazuela durante 5 o 6 minutos.

2. Añadir todo lo demás excepto el cilantro y el puré de patatas.

3. Llevar a hervir, luego bajar a fuego lento. Cubrir y hacer durante al menos 15 minutos.

4. Añadir las hojas de cilantro durante los últimos 5 minutos de cocción.

5. Servir caliente sobre una porción de puré de patatas.

POR PORCIÓN

Calorías	**Proteínas totales**	**Proteínas de soja**	**Grasas totales**
872	67 g	60 g	29 g
Grasas saturadas	**Colesterol**	**Sodio**	**Fibra**
3 g	2 mg	1.392 mg	16 mg

# # #

LOS ZUCCHINI DE ERIKA Y PIZZA DE AJO

8 PORCIONES (PORCIÓN: 1 RODAJA)

PREPARACIÓN: 10-15 MINUTOS HORNEADO: 15 MINUTOS

ESTAS CANTIDADES SON APROXIMADAS.
AJUSTAR LOS INGREDIENTES PARA CUBRIR LA PESO DE ACUERDO A SUS GUSTOS Y PREFERENCIAS.

1 cucharada de aceite de oliva

½ taza de cebolla, cortada en delgadas medias lunas

½ taza de pimiento morrón cortado en tiras, o bien un pimiento rojo asado

1 calabacín, en rodajas muy finas

3 dientes de ajo, cortados en rodajas

1 taza de carnes de soja: pepperoni, salchichas desmenuzadas o jamón

½ taza de salsa de tomate para peso, o de pesto

1 base de pizza grande

1 ½ tazas de queso mozzarella de soja o lácteo

2 o 3 cucharadas de queso parmesano de soja o lácteo

1. Calentar aceite en una sartén.

2. Saltear la cebolla, el pimiento morrón (el pimiento rojo asado no necesita saltearse), el calabacín, el ajo, y la carne de soja durante unos 5 minutos, hasta que las verduras estén tiernas.

3. Extender la salsa de tomate o el pesto sobre la masa de la pizza.

4. Colocar la mezcla salteada de verduras y carne sobre la salsa.

5. Cubrirlo todo con quesos.

6. Hornear a 205 °C durante unos 15 minutos, procurando que los quesos no se doren (véase pág. 67 para más información acerca de cómo cocinar con quesos de soja).

POR PORCIÓN

Calorías	Proteínas totales	Proteínas de soja	Grasas totales
302	19 g	15 g	15 g
Grasas saturadas	**Colesterol**	**Sodio**	**Fibra**
2 g	0 mg	770 mg	4 mg

# # #

LASAÑA DE ESPINACAS

12 PIEZAS (PORCIÓN: 1 PIEZA)

PREPARACIÓN: 30 MINUTOS HORNEADO: 1 ½ HORAS

6 tazas de salsa de tomate gustoso
300 g de espinacas, descongeladas, bien escurridas, y troceadas
1 paquete de carne picada vegetariana de soja, desmenuzada y dorada en aceite de oliva
675 g de tofu blando, escurrido
½ taza de albahaca fresca
2 cucharaditas de orégano seco
¼ de cucharadita de pimienta molida
3 o 4 dientes de ajo grandes, triturados
3 tazas de mozzarella de soja rallada
½ taza de queso parmesano de soja
10 hojuelas de lasaña, hechas (pero todavía firmes) y bien escurridas

1. En una escudilla grande, mezclar la salsa de tomate, las espinacas y la soja desmenuzada.

2. En una batidora o robot de cocina, mezclar el tofu, la albahaca, el orégano, la pimienta y el ajo.

3. Combinar los dos quesos en un cuenco.

4. Precalentar el horno a 190 °C.

5. Verter una pequeña cantidad de salsa en el fondo de una fuente de horno de cristal o cerámica de 20 × 28 cm (lo justo para cubrir la fuente).

6. Colocar 4 hojuelas de lasaña en el fondo de la fuente.

7. Extender una tercera parte de la mezcla del tofu sobre las hojuelas.

8. Extender una tercera parte de la mezcla de la salsa sobre la mezcla del tofu, repartiendo por igual.

9. Rociar sobre la salsa un par de cucharadas de la mezcla de quesos.

10. Repetir los pasos 6 a 9, utilizando 3 hojuelas por capa y finalizando con la mezcla de salsa.

11. Hornear cubierto durante 1 hora y 15 minutos.

12. Destapar y esparcir el resto de la mezcla de quesos sobre la parte superior, y hornear destapado durante 15 minutos más.

13. Dejar enfriar la lasaña durante 10 minutos antes de cortar.

POR PORCIÓN

Calorías	**Proteínas totales**	**Proteínas de soja**	**Grasas totales**
443	29 g	13 g	14 g
Grasas saturadas	**Colesterol**	**Sodio**	**Fibra**
3 g	26 mg	953 mg	5 mg

\# # #

PIMIENTOS MORRONES RELLENOS

Un bonito plato festivo a base de pimientos rellenos con carne picada vegetariana, arroz, y aliños clásicos. ¡No echará de menos la carne!

6 PIMIENTOS MEDIANOS (PORCIÓN: 2 MITADES DE PIMIENTO)
PREPARACIÓN: 20 MINUTOS HORNEADO: 1 HORA

6 pimientos morrones medianos, redondos y anchos para rellenar
420 g de carne picada de soja
2/3 de taza de arroz blanco de grano largo, sin cocer, o la misma cantidad de arroz integral, medio hecho
1 zanahoria rallada
1/3 de taza de semillas de girasol
1/2 taza de uvas pasas
2 cucharadas de perejil fresco cortado
4 dientes de ajo, triturados o muy picados
2 cucharaditas de albahaca en polvo
1 cucharadita de tomillo en polvo
5 tazas de salsa de tomate mezclada con 1 1/2 tazas de caldo o agua

1. Cortar los pimientos por la mitad, con cuidado, de arriba abajo, y quitar el tallo, las semillas y la membrana. Colocar los pimientos en una cazuela con agua hirviendo, cubrir, y hacer durante 3 minutos. Quitar los pimientos del agua y apartar.

2. Combinar, en una escudilla, todos los ingredientes restantes, excepto la salsa de tomate. Mezclar con ellos 1 taza de salsa de tomate para humedecer la mezcla.

3. Llenar las mitades de los pimientos con la mezcla y dejar reposar las mitades de los pimientos sobre el lomo en una bandeja de horno.

4. Verter una cantidad de salsa generosa sobre cada pimiento para mantener la humedad durante el horneado, y verter la salsa restante en la bandeja de horno.

5. Hornear tapado durante 1 hora a 205 °C.

VARIACIONES: Puede pasar por alto las pipas de calabaza y las uvas pasas, y añadir una zanahoria rallada más o un calabacín pequeño, picado. Si quiere que las mitades de los pimientos se mantengan firmes, elimine el paso del escaldado.

POR PORCIÓN

Calorías	Proteínas totales	Proteínas de soja	Grasas totales
258	17 g	10 g	5 g
Grasas saturadas	**Colesterol**	**Sodio**	**Fibra**
0 g	0 mg	1.550 mg	7 mg

\# # #

TOFU Y BRÓCULI CON SALSA DE ALUBIAS NEGRAS

Un salteado para todas las estaciones que puede servirse con arroz o fideos. También se pueden añadir gambas o pedazos de pescado a la plancha. Una cena rápida y fácil para cualquier temporada.

4 PORCIONES (1 TAZA)

PREPARACIÓN: 15 MINUTOS COCCIÓN: 15 MINUTOS

2 cucharaditas de aceite de colza
1 cucharadita de aceite de sésamo tostado
450 g de tofu firme, en taquitos

3 dientes de ajo, picados

1 ramo de bróculi, cortado en cabezuelas y cocido en abundante agua

*1 cucharadita de salsa china de alubias negras**

1. Calentar los aceites en una sartén grande.
2. Saltear el tofu y el ajo durante 5 minutos.
3. Añadir el bróculi cocido y la salsa de alubias negras.
4. Revolver bien y calentar. Añadir un chorrito de agua si se espesa demasiado.

POR PORCIÓN

Calorías	Proteínas totales	Proteínas de soja	Grasas totales
140	11 g	9 g	9 g
Grasas saturadas	**Colesterol**	**Sodio**	**Fibra**
1 g	0 mg	83 mg	2 mg

# # #

ESTOFADO DE LENTEJAS AL CURRY CON TEMPEH

2 LITROS (PORCIÓN: 1 TAZA)

PREPARACIÓN: 10 MINUTOS COCCIÓN: 30 MINUTOS

2 cucharadas de aceite

240 g de tempeh, cortado en taquitos de 2,5 cm

1 cucharadita de curry en polvo

* Las marcas Sun Luck o Lee Kum Kee pueden encontrarse en supermercados orientales.

1 cucharadita de comino en polvo
½ cucharadita de sal
1 taza de apio, cortado en trozos de 2,5 cm
1 taza de cebollas, cortadas en trozos de 2,5 cm
1 taza de zanahorias, cortadas en trozos de 2,5 cm
1 taza de patatas, cortadas en trozos de 2,5 cm
5 dientes de ajo, picados
1 taza de lentejas partidas
4 tazas de caldo vegetal o de pollo, o bien agua
½ taza de tomates en lata cortados
1 puñado de cilantro o perejil, picado, para aderezar

1. Calentar el aceite en una olla de sopa. Añadir el tempeh y dorarlo a fuego lento durante 5 minutos, dándole la vuelta con una espátula para que se doren todos los lados.

2. Añadir los aderezos; revolver y hacer durante 1 minuto más.

3. Añadir todo lo demás excepto el cilantro y llevar a hervir.

4. Reducir a fuego lento, tapar, y hacer durante 20 minutos.

5. Comprobar la ternura de las verduras. Espolvorear el cilantro o el perejil. Servir.

POR PORCIÓN

Calorías	Proteínas totales	Proteínas de soja	Grasas totales
388	14 g	6 g	6 g
Grasas saturadas	**Colesterol**	**Sodio**	**Fibra**
1 g	0 mg	6.349 mg	11 mg

Bibliografía

Bryan, F. R., *Henry's Lieutenants*, Wayne State University Press, Detroit, 1993.

Creative Cooking with Soy, Ohio Soybean Council, Columbus.

Greenberg, P., *The Whole Soy Cookbook*, Three Rivers Press, Nueva York, 1998.

Guide to Using the New Soy Health Claim, Archer Daniels Midland, Decatur, Ill.

How a 5,000-Year-Old Bean Is Making America Healthier, United Soybean Board, St. Louis, 1998.

Messina, M., y Messina, V., *Soyfood for Thought*, Indiana Soybean Board.
—, y Setchell, K. D. R., *The Simple Soybean and Your Health*, Avery Publishing Group, Garden City, Nueva York, 1994.

Sears, B., *Mantenerse en la zona*, Urano, Barcelona, 1999.
—, *Rejuvenecer en la zona*, Urano, Barcelona, 2001.

Soy Facts, Ohio Soybean Council, Columbus, 1998.

Soy Foods, Soyfoods Association of North America, Washington, D.C.

Soy Protein and Health: Discovering the Role of Soy Protein in Health, Protein Technologies International, St. Louis, 1999.

Soy Stats 1999: A Reference Guide to Important Soybean Facts and Figures, American Soybean Association, St. Louis, 1999.

Soybean Oil Gives Products the One Thing Other Oils Can't, United Soybean Board, St. Louis.

Stevens, J. A., y Stevens, R. H., eds., *1999 U.S. Soyfoods Directory*, Stevens and Associates, Inc., Indianápolis, 1999.

Sullivan, C., y Rhodes, K., *Simply Soy: A Variety of Choices*, Michigan Soybean Promotion Committee, Frankenmuth.

The 5,000-Year-Old Secret for Delicious and Nutritious Meals, United Soybean Board, St. Louis.

Winter, R., *Soja. La legumbre milagrosa*, Obelisco, Barcelona, 2002.

Your Guide to Soy and the Basic Food Groups, Ohio Soybean Council, Columbus, 1998.

Glosario

Alternativas de soja a la carne
«Carnes» obtenidas de la soja, el tofu u otros productos de soja.

Aminoácidos
Los elementos esenciales de la proteína. De los veinte aminoácidos esenciales necesarios para obtener proteínas, once se producen de manera natural en el cuerpo. Los nueve restantes deben suministrarse con la dieta.

Angiogénesis
Proceso por el que se desarrollan nuevos vasos sanguíneos.

Antioxidantes
Sustancias beneficiosas que se encuentran en los alimentos y que ayudan a prevenir daños en las células.

Aterosclerosis
Espesamiento de las paredes arteriales a causa de la acumulación de depósitos de grasa, que provoca el estrechamiento de las arterias y que puede provocar enfermedades cardíacas o un ataque al corazón.

Calcio
Mineral necesario para fortalecer huesos y dientes. También esencial para otras funciones corporales. La cantidad aconsejable diaria de calcio es 1.000 ml para los adultos.

Colesterol
Sustancia liposoluble utilizada en el metabolismo corporal. Se encuentra en las grasas animales y en los aceites, y contribuye

a congestionar las arterias, lo cual es un factor de riesgo en los ataques al corazón.

Edamame

Habas de soja dulces y verdes que se han cosechado antes de que alcanzasen la madurez.

Estudios epidemiológicos

Estudios de investigaciones en los que se analizan datos acerca de las poblaciones humanas para determinar factores que pudieran influir en las tasas de enfermedad.

FDA

Food and Drug Administration, el Ministerio de Sanidad y Consumo estadounidense.

Fermentación

Proceso químico en el que compuestos orgánicos complejos se rompen en sustancias más simples, en especial, la conversión del azúcar en dióxido de carbono y alcohol por la acción de la levadura.

Genisteína

Tipo de compuesto químico vegetal estudiado por los investigadores de la soja y que pudiera contar con importantes beneficios para la salud.

Gramos

Unidad métrica que se suele utilizar en el etiquetado de los alimentos.

Grasas

Sustancias corporales esenciales que ayudan a repartir y absorber vitaminas liposolubles como las A, D, E, y K.

Grasas monoinsaturadas

Las grasas sanas, porque no aumentan los niveles de colesterol. Entre las fuentes de grasas monoinsaturadas están las aceitunas, los aguacates, y algunos frutos secos.

Grasas poliinsaturadas

Se hallan presentes en los aceites de girasol, cártamo y de habas de soja, y son más saludables que las saturadas. Por desgracia, cuando las grasas poliinsaturadas son alteradas químicamente para obtener otros productos, como la margarina, acaban siendo tan perjudiciales como las saturadas.

Grasas saturadas

Se hallan presentes en las proteínas de origen animal como la carne y el queso; permanecen sólidas a temperatura ambiente. También favorecen la producción de colesterol en el cuerpo y obturan las arterias, aumentando el riesgo de enfermedades cardíacas.

In vitro

Literalmente «en vidrio». Los estudios realizados *in vitro* se llevan a cabo mezclando sustancias en tubos de ensayos y otros contenedores. Por ejemplo, los investigadores pueden añadir sustancias de la soja a células cancerígenas para ver si aquéllas tienen un efecto sobre el crecimiento y proliferanción de las segundas.

In vivo

Los estudios realizados *in vivo* utilizan animales y/o seres humanos. Durante dichos estudios, los investigadores pueden comprobar cómo un proceso de enfermedad que tiene lugar en el cuerpo queda afectado al añadir otra sustancia, como la soja.

Isoflavonas

Sustancias químicas vegetales que los investigadores creen que pueden proporcionar importancias beneficios para la salud.

LAD

Lipotroteína de alta densidad. A menudo llamada colesterol «bueno» porque ayuda a reducir y eliminar el exceso de colesterol en la sangre.

LBD

Lipoproteína de baja densidad. A menudo llamada colesterol

«malo» porque deposita colesterol en la corriente sanguínea, lo cual aumenta el riesgo de enfermedades cardíacas.

Legumbres

Plantas como las judías y guisantes que tienen sus semillas en una vaina.

Metástasis

La extensión de células cancerígenas a través del cuerpo.

Natto

Obtenido a partir de habas de soja fermentadas, con una textura pegajosa y pastosa. En Asia, el natto se consume para desayunar y cenar. También se utiliza para cubrir el arroz y se añade a los platos de verdura y la sopa de miso.

Okara

Derivado de la leche de soja, utilizado en algunos alimentos empaquetados como aditivo de fibra.

Omega-3, ácidos grasos

Ácidos grasos esenciales con beneficios para el corazón y el cerebro.

Proteína

Necesarias para todas las células, las proteínas forjan y reparar tejidos corporales.

Proteína de soja aislada

El producto de soja más refinado, la proteína de soja aislada es proteína en más de un 90 %, sin fibra. Es sobre todo utilizada por la industria alimentaria como ingrediente de sopas y salsas de sobre, y en otros alimentos envasados o empaquetados.

Proteína texturizada de soja (PTS)

La proteína texturizada de soja, también llamada proteína texturizada vegetal (PTV), se obtiene a partir de la harina de soja y se utiliza como aditivo o sustituto de la carne, y la industria alimentaria lo añade a los alimentos procesados.

PVH

Proteína vegetal hidrolizada, sustancia utilizada por la industria alimentaria para aromatizar los alimentos empaquetados.

PTS

Véase Proteína texturizada de soja.

PTV

Véase Proteína texturizada de soja.

Reabsorción ósea

La descomposición o pérdida de tejido óseo.

Triglicéridos

La forma primaria de grasa que se encuentra en los alimentos, utilizados por el cuerpo para producir grasas corporales y lipoproteínas (es decir, colesterol).

TSE

Terapia de sustitución de estrógenos, tratamiento para las mujeres que experimentan síntomas menopáusicos.

TSH

Terapia de sustitución hormonal, tratamiento para las mujeres que experimentan síntomas menopáusicos.

Yuba

Un popular alimento de soja en China y Japón que se obtiene a partir de la «piel» que se forma en la superficie de la leche de soja caliente al enfriarse.

TERAPIAS NATURALES

Títulos publicados:

1. **La meditación** - *E. Smith y N. Wilks*
2. **Reflexología** - *Anya Gore*
3. **La técnica Alexander** - *Chris Stevens*
4. **Shiatsu** - *Ray Ridolfi*
5. **Feng Shui** - *Richard Webster*
6. **El masaje** - *Adam J. Jackson*
7. **El hipérico** - *Jonathan Zuess*
8. **La risa, la mejor medicina** - *Robert Holden*
9. **El balneario en casa** - *Kalia Doner y Margaret Doner*
10. **Respirar bien para vivir mejor** - *Stella Weller*
11. **Yoga para la oficina** - *Julie T. Lusk*
12. **Relajación curativa** - *Edie Irwin*
13. **La escritura, una terapia creativa** - *Natalie Goldberg*
14. **Mejore su vista con el qigong** - *Dominique Ferraro y Ma Xu Zhou*
15. **Tai chi** - *Alan Peck*
16. **Acupuntura** - *Michael Nightingale*
17. **Aromaterapia** - *Gill Martin*
18. **Conozca el método Pilates** - *Erika Dillman*
19. **La soja, un tesoro nutritivo** - *Erika Dillman*